《实用临床药物治疗学》丛书

主任委员　吴永佩　金有豫
总 主 译　金有豫　韩　英

国家卫生健康委医院管理研究所药事管理研究部　组织翻译

APPLIED THERAPEUTICS
The Clinical Use of Drugs

实用临床药物治疗学
免疫失调

第11版

主　　　编　Caroline S. Zeind　Michael G. Carvalho
分 册 主 译　张雅敏　徐彦贵
分 册 译 者　（按姓氏笔画排序）
　　　　　　王　凌　朱立勤　刘　惠　杨　龙
　　　　　　吴　斌　张复波
分册负责单位　天津市第一中心医院

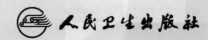

人民卫生出版社

图书在版编目(CIP)数据

实用临床药物治疗学. 免疫失调/(美)卡罗琳·S. 扎因得(Caroline S. Zeind)主编;张雅敏,徐彦贵主译. —北京:人民卫生出版社,2020

ISBN 978-7-117-29403-4

Ⅰ.①实… Ⅱ.①卡…②张…③徐… Ⅲ.①免疫性疾病-药物疗法 Ⅳ.①R453

中国版本图书馆 CIP 数据核字(2019)第 279103 号

人卫智网	www.ipmph.com	医学教育、学术、考试、健康,购书智慧智能综合服务平台
人卫官网	www.pmph.com	人卫官方资讯发布平台

图字:01-2018-6491

实用临床药物治疗学　免疫失调

分册主译:张雅敏　徐彦贵
出版发行:人民卫生出版社(中继线 010-59780011)
地　　址:北京市朝阳区潘家园南里 19 号
邮　　编:100021
E - mail:pmph @ pmph.com
购书热线:010-59787592　010-59787584　010-65264830
印　　刷:北京顶佳世纪印刷有限公司
经　　销:新华书店
开　　本:889×1194　1/16　印张:6.5
字　　数:265 千字
版　　次:2020 年 1 月第 1 版　2020 年 1 月第 1 版第 1 次印刷
标准书号:ISBN 978-7-117-29403-4
定　　价:55.00 元

打击盗版举报电话:010-59787491　E-mail:WQ @ pmph.com
质量问题联系电话:010-59787234　E-mail:zhiliang @ pmph.com

《实用临床药物治疗学》（第 11 版）译委会

主 任 委 员 吴永佩　金有豫

副主任委员 颜　青

总 主 译 金有豫　韩　英

副 总 主 译 缪丽燕　吕迁洲　樊德厚　蒋学华

分册（篇）主译

第一篇　　总论	蒋学华	杜晓冬
第二篇　　心血管系统疾病	牟　燕	周聊生
第三篇　　呼吸系统疾病	杨秀岭	蔡志刚
第四篇　　消化系统疾病		韩　英
第五篇　　肾脏疾病	缪丽燕	卢国元
第六篇　　免疫失调	张雅敏	徐彦贵
第七篇　　营养支持		吕迁洲
第八篇　　皮肤疾病	鲁　严	孟　玲
第九篇　　骨关节疾病	伍沪生	毛　璐
第十篇　　妇女保健	赵　霞	张伶俐
第十一篇　内分泌系统疾病	梅　丹	邢小平
第十二篇　眼科疾病		王家伟
第十三篇　神经系统疾病	王长连	吴　钢
第十四篇　感染性疾病　　　　　夏培元	吕晓菊	杨　帆
第十五篇　精神疾病和物质滥用	姚贵忠	孙路路
第十六篇　肿瘤	杜　光	桂　玲
第十七篇　儿科疾病	徐　虹	李智平
第十八篇　老年疾病	封宇飞	胡　欣

《实用临床药物治疗学》为 *APPLIED THERA-PEUTICS*:*the Clinical Use of Drugs* 第 11 版的中译本。其第 8 版中译本曾以《临床药物治疗学》之名于 2007 年出版。

《实用临床药物治疗学》一书为临床药学的经典教材和参考书。其第 1 版由美国被誉为"药师对患者监护开拓者"(Pioneering the Pharmacists' Role in Patients Care)且 2010 年美国 Remington 荣誉奖获得者的著名药学家 Marry Anne Koda-Kimble 主编,于 1975 年作为教材面世,至今出版已 44 载,虽经多版修订,但始终未离其编写初衷:采用基于"案例"和"问题"进行教育的特点和方法,帮助学生掌握药物治疗学的基本知识;学生可从中学习到常见疾病的基本知识;培养学生解决问题的能力,以制定和实施合理的药物治疗方案;每个案例均融入各章的治疗关键概念和原则等。

为了表彰作者的贡献,其第 10 版书名首次被冠名为"*Koda-Kimble & Young's Applied Therapeutics*",以资纪念。

本版与第 8 版相比,其参加编写和每篇负责人的著名药学院校专家分别增为 214 人和 26 人。

本书第 11 版的章节数经调整后共 18 篇 110 章。与第 8 版的 101 章相比,增改了 9 章。各章内容均有所更新,特别是具有本书特点的"案例"和"问题"的数量,分别增至约 900 例和 2 800 多题,个别案例竟多达 12 题,甚至 18 题,从病情到治疗,由繁到简,环环丝扣,最终解释得清清楚楚。原版全书正文总面数达 2 288 面,堪称与时俱进的经典巨著。

当前,我国正处于深化医疗改革的阶段,医疗、医保和医药联动的改革工作任务甚重。特别是在开展"以患者为中心"的药学监护(Pharmaceutical Care)工作方面,我国药师无论是在数量还是质量方面,都有相当大的差距,任重而道远。因此本书的翻译出版,定将为药师学习提高专业实践技能,促进药师在医改进展中的服务能力起到重要作用。

为此,简略地回顾一下药师的发展历史,可能有助于读者更深刻地体会本书的特点、意义和价值。

第二次世界大战后,欧美各国家制药工业迅速发展,新药大量开发应用于临床。随着药品品种和使用的增加,药物不良反应也频繁发生,不合理用药加重,药物的不合理使用导致药源性疾病的增加,患者用药风险增大。同时,人类面临的疾病负担严峻,慢性病及其他疾病的药物应用问题也愈加复杂,医疗费用迅速增加,促进合理用药成为共同关注的问题,因而要求医院药学部门工作的转型、药师观念与职责的转变,要求药师能参与临床药物治疗管理,要求高等医药院校培养应用型临床药学专业人才,这就导致药学教育的改革。美国于 1957 年首先提出高等医药院校设置 6 年制临床药学专业 Pharm D. 培养计划,培养临床型药学专业技术人才。至今美国 135 所高等医药院校的药学教育总规模 90% 以上为 Pharm D. 专业教育;规定 Pharm D. 专业学位是在医院和社会药店上岗药师的唯一资格。并在医院建立学员毕业后以提高临床用药实践能力为主的住院药师规范化培训制度。

在此背景下,美国加州旧金山大学药学院临床药学系主任、著名的药学家 Marry Anne Koda-Kimble 主编了本书的第 1 版,作为培养新型药师的教材于 1975 年问世。本书第一版前言中指出"正是药师——受过高级培训、成为药物治疗专家,掌握药物的最新知识及了解发展动态、为患者和医师提供咨询,在合理使用药物、防止药物不良反应等方面——将起到关键作用"。美国的一些药学院校在课程设置方面增加了相应的内容,使药师能够胜任

"以患者为中心"参与临床药物治疗管理的工作职责。其后40年来,药师的教育和实践任务随着医疗保健工作的发展,在"以患者为中心"的基础上,不断地向临床药学、实践规范化和系统管理方面进行改革和提高。其中比较突出的有3位美国学者Robert J. Cipolle(药师和教育学家)、Linda M. Strand(药师和教育学家)和Peter C. Morley(医学人类学家和教育学家),作为一个团队,通过调查、研究、试点、总结而提出"药学监护"(Pharmaceutical Care)的理念(philosophy)、实践和规范(practice),指南(guide)以至"药物治疗管理"(Medication Therapy Management,MTM)系统。4位专家的"革命"性变革,提高了药师在医疗保健中的地位及对其重要性的认识,促进了药师专业作用的发挥。因此Robert J. Cipolle、Linda M. Strand两人和Koda-Kimble分别于1997年和2010年获得美国药师协会颁发的代表药学专业领域最高荣誉的Remington奖章,对他们在药学专业领域所作的巨大贡献予以肯定和鼓励。

迄今,世界各国的药学教育和药师的工作重点和作用,也都先后向这方面转变。在我国也正在加速药学教育改革和医院药师职责的转变。本版第1章"药物治疗管理和治疗评估"(Medication Therapy Management and Assessment of Therapy)的内容,很适合我国药师的现状和需要。

有鉴于此,我们组织了本书的翻译,以飨读者。

本书的翻译工作由金有豫教授和吴永佩教授牵头,韩英、缪丽燕、吕迁洲、樊德厚、蒋学华等教授出任总译校审阅工作。由23家三级医院和药学院校有丰富理论和实际经验的药学、医学专家教授及部分临床药师近200人分别承担了18篇共110章的翻译、校译和审译工作,我们对各篇章译校专家所付出的辛勤劳动深表感谢。由于专业知识、翻译水平与经验的不足,难免有疏漏或不当之处,恳请专家和读者提出宝贵意见。

译委会
2019年10月

距第 1 版《实用临床药物治疗学》出版已经 40 多年了,这期间健康卫生的蓝图发生了巨大的变革。虽然科技的巨大进步改变了个体化医疗,但我们也意识到在日益复杂的医疗保健服务系统中所面临的重大挑战。我们比以往任何时候都更需要具有批判性思维和可以运用解决问题技能来改善患者预后的卫生专业技术人员。

大约 40 年后,这本教科书的基本原则——以患者为中心,以案例为基础的学习方法——仍然是卫生专业教育的基石。我们的编者们列出了约 900 个案例来帮助读者在特定的临床环境中综合应用治疗学原则。我们也给卫生专业学生和实践者提供了简要的有关临床医师批判性的思维、解决问题的技能评估和解决治疗问题的思维方式。卫生专业的学生和实践者通过初步了解临床医师评估和解决治疗问题的思维来提升自身批判性思维和解决问题的能力。

熟悉本书过去版本的读者会注意到本书的整体设计与第 10 版一致,每章开头都包含了核心原则部分,提供了本章最重要的概括性信息。每个核心原则都定位于每章将被详细讨论的特定案例,关键性的参考文献和网站在每章结尾列出,每章所有的参考文献都可在网上看到。

基于过去版本中提供的基于案例学习的良好基础,第 11 版做了一些改变,以满足全球卫生专业教育工作者和学生不断变化的教育需求。主编们和编者们将美国医学研究所(Institute of Medicine, IOM)的 5 个核心能力,即以患者为中心的监护能力、跨学科团队的协作能力、基于循证证据的实践能力、质量改进技术的应用能力和信息技术的应用能力作为在书中提出案例研究和问题的主要框架。

此外,2016 年药学教育认证委员会(the Accreditation Council for Pharmacy Education, ACPE)认证标准,药学教育促进中心(the Center for the Advancement of Pharmacy Education, CAPE)教育成果和北美药剂师执照考试(the North American Pharmacist Licensure Examination, NAPLEX)修订版的能力声明作为编写团队和编者们设计编撰第 11 版的指导方针。

本版的特点在于 200 多位经验丰富的临床医师做出了积极的贡献,每一章都经过修订和更新,以反映我们不断变化的药物知识以及这些知识在患者个体化治疗中的应用。几部分内容已经过广泛的重组,引入了新的章节来扩展重要主题,其中包括总论、免疫失调、类风湿性疾病、骨关节疾病、神经系统疾病、精神疾病和物质滥用及肿瘤部分。特别值得注意的是总论部分关于药物相互作用、药物基因组学和个体化用药及职业教育与实践的新章节。此外,还重新设计了 1 章,重点关注重症患者的监护,现在还补充了关于儿童危重症监护的章节。

鉴于将跨专业教育(interprofessional education, IPE)纳入教学、实践和临床环境的重要性,我们添加了一系列由本书各个部分编者们的代表编写的 IPE 案例研究。

由于我们正在计划下一个版本,因此我们欢迎您的反馈。作者从文献、现行标准、临床经验中提取信息,从而分享合理的、深思熟虑的治疗策略。然而,每个实践者都有责任去评估书中实际临床环境中某些观点的适用性,我们支持任何在此领域的发展。我们强烈要求学生和实践者在需要使用新的和不熟悉的药物时参考适当的信息来源。

原著致谢

我们十分感激那些致力于完成第 11 版《实用临床药物治疗学》的所有编者。我们感谢所有编者在平衡承担教育工作者、临床医师和研究人员众多责任的同时，不懈地提供最高质量的编写工作。我们感谢 26 位分册（篇）主编的出色工作，他们在本书的组织结构和章节的个性化编写中提供了必要的关键性的反馈意见，没有他们的奉献和支持，这个版本也是不可能出版的。另外，我们特别希望感谢那些已退休的主编们——Jean M. Nappi、Timothy J. Ives、Marcia L. Buck、Judith L. Beizer 和 Myrna Y. Munar，因为他们是第 11 版的指导力量。我们衷心感谢本书之前版本的编写团队，特别感谢 Brian K. Alldredge 博士和 B. Joseph Guglielmo 博士对第 11 版的指导和支持。我们还要感谢 "Facts and Comparisons" 允许我们使用他们的数据来构建本书的一些表格。

来自 Wolters Kluwer、Matt Hauber、Andrea Vosburgh 和 Annette Ferran 的团队应该得到特别的认可。他们非凡的耐心、对细节的关注和指导对于这个项目的成功至关重要。我们衷心感谢 Tara Slagle（项目管理）和 Samson Premkumar（制作）协助我们完成这个版本。最重要的是，我们要感谢我们的配偶和家人对我们的爱、理解和坚定的支持。他们无私地给予我们编写本书时所需要的一个个清晨、深夜、周末和假期。

与过去的版本一致，我们继续将我们的工作奉献给激励我们的学生以及教会了我们宝贵经验的患者。我们还将第 11 版献给那些临床医师和教育工作者，他们在应用基于团队的方法提供以患者为中心的监护服务方面发挥了先锋领袖和行为榜样作用。

Michael C. Angelini, PharmD, MA, BCPP
Associate Professor of Pharmacy Practice
School of Pharmacy–Boston
MCPHS University
Boston, Massachusetts

Judith L. Beizer, PharmD, CGP, FASCP
Clinical Professor
Department of Clinical Pharmacy Practice
College of Pharmacy & Allied Health Professions
St. John's University
Jamaica, New York

Marcia L. Buck, PharmD, FCCP, FPPAG
Professor
Department of Pediatrics
School of Medicine
Clinical Coordinator, Pediatrics
Department of Pharmacy
University of Virginia
Charlottesville, Virginia

Michael G. Carvalho, PharmD, BCPP
Assistant Dean of Interprofessional Education
Professor and Chair
Department of Pharmacy Practice
School of Pharmacy–Boston
MCPHS University
Boston, Massachusetts

Judy W. Cheng, PharmD, MPH, BCPS, FCCP
Professor of Pharmacy Practice
School of Pharmacy–Boston
MCPHS University
Boston, Massachusetts

R. Rebecca Couris, PhD, RPh
Professor of Nutrition Science and Pharmacy Practice
Department of Pharmacy Practice, School of Pharmacy–Boston
MCPHS University
Boston, Massachusetts

Steven Gabardi, PharmD, BCPS, FAST, FCCP
Abdominal Organ Transplant Clinical Specialist & Program Director
PGY-2 Organ Transplant Pharmacology Residency
Brigham and Women's Hospital
Departments of Transplant Surgery/Pharmacy/Renal Division
Assistant Professor of Medicine
Harvard Medical School
Boston, Massachusetts

Jennifer D. Goldman, BS, PharmD, CDE, BC-ADM, FCCP
Professor of Pharmacy Practice
School of Pharmacy–Boston
MCPHS University
Boston, Massachusetts

Christy S. Harris, PharmD, BCPS, BCOP
Associate Professor of Pharmacy Practice
School of Pharmacy–Boston
MCPHS University
Boston, Massachusetts

Timothy R. Hudd, PharmD, AE-C
Associate Professor of Pharmacy Practice
School of Pharmacy–Boston
MCPHS University
Boston, Massachusetts

Timothy J. Ives, PharmD, MPH, FCCP, BCPS
Professor
Eshelman School of Pharmacy
The University of North Carolina at Chapel Hill
Chapel Hill, North Carolina

Susan Jacobson, MS, EdD, RPh
Associate Professor of Pharmacy Practice
School of Pharmacy–Boston
MCPHS University
Boston, Massachusetts

Maria D. Kostka-Rokosz, PharmD
Assistant Dean of Academic Affairs
Professor of Pharmacy Practice
School of Pharmacy–Boston
MCPHS University
Boston, Massachusetts

Trisha LaPointe, PharmD, BCPS
Associate Professor of Pharmacy Practice
School of Pharmacy–Boston
MCPHS University
Boston, Massachusetts

Michele Matthews, PharmD, CPE, BCACP
Associate Professor of Pharmacy Practice
School of Pharmacy–Boston
MCPHS University
Boston, Massachusetts

分册主编

Susan L. Mayhew, PharmD, BCNSP, FASHP
Professor and Dean
Appalachian College of Pharmacy
Oakwood, Virginia

William W. McCloskey, BA, BS, PharmD
Professor and Vice-Chair
Department of Pharmacy Practice
School of Pharmacy–Boston
MCPHS University
Boston, Massachusetts

Myrna Y. Munar, PharmD
Associate Professor
Department of Pharmacy Practice
College of Pharmacy
Oregon State University
Oregon Health and Science University
Portland, Oregon

Jean M. Nappi, PharmD, FCCP, BCPS AQ-Cardiology
Professor
Clinical Pharmacy and Outcome Sciences
South Carolina College of Pharmacy
Medical University of South Carolina
Charleston, South Carolina

Kamala Nola, PharmD, MS
Professor and Vice-Chair
Department of Pharmacy Practice
Lipscomb University College of Pharmacy
Nashville, Tennessee

Dorothea C. Rudorf, PharmD, MS
Professor of Pharmacy Practice
School of Pharmacy–Boston
MCPHS University
Boston, Massachusetts

Carrie A. Sincak, PharmD, BCPS, FASHP
Assistant Dean for Clinical Affairs and Professor
Department of Pharmacy Practice
Midwestern University Chicago College of Pharmacy
Downers Grove, Illinois

Timothy E. Welty, PharmD, FCCP
Professor
Department of Pharmacy Practice
University of Kansas School of Pharmacy
Lawrence, Kansas

G. Christopher Wood, PharmD, FCCP, FCCM, BCPS
Associate Professor of Clinical Pharmacy
University of Tennessee Health Science Center
College of Pharmacy
Memphis, Tennessee

Kathy Zaiken, PharmD
Professor of Pharmacy Practice
School of Pharmacy–Boston
MCPHS University
Boston, Massachusetts

Caroline S. Zeind, PharmD
Associate Provost for Academic and International Affairs
Chief Academic Officer
Worcester, Massachusetts and Manchester, New Hampshire Campuses
Professor of Pharmacy Practice
Academic Affairs
MCPHS University
Boston, Massachusetts

Steven R. Abel, PharmD, FASHP
Professor of Pharmacy Practice
Associate Provost for Engagement
Purdue University
West Lafayette, Indiana

Jessica L. Adams, PharmD, BCPS, AAHIVP
Assistant Professor of Clinical Pharmacy
HIV and Infectious Diseases Specialist
Department of Pharmacy Practice and Pharmacy Administration
Philadelphia College of Pharmacy
University of the Sciences
Philadelphia, Pennsylvania

Brian K. Alldredge, PharmD
Professor and Vice Provost
University of California–San Francisco
San Francisco, California

Mary G. Amato, PharmD, MPH, BCPS
Professor of Pharmacy Practice
School of Pharmacy–Boston
MCPHS University
Boston, Massachusetts

Jaime E. Anderson, PharmD, BCOP
Oncology Clinical Pharmacy Specialist
MD Anderson Medical Center
University of Texas
Houston, Texas

Michael C. Angelini, PharmD, MA, BCPP
Associate Professor of Pharmacy Practice
School of Pharmacy–Boston
MCPHS University
Boston, Massachusetts

Albert T. Bach, PharmD
Assistant Professor of Pharmacy Practice
School of Pharmacy
Chapman University
Irvine, California

Jennifer H. Baggs, PharmD, BCPS, BCNSP
Clinical Assistant Professor
University of Arizona
Tucson, Arizona

David T. Bearden, PharmD
Clinical Professor and Chair
Department of Pharmacy Practice
Clinical Assistant Director

Department of Pharmacy Services
College of Pharmacy
Oregon State University
Oregon Health and Science University
Portland, Oregon

Sandra Benavides, PharmD, FCCP, FPPAG
Professor
Assistant Dean for Programmatic Assessment and Accreditation
Interim Chair
Department of Clinical and Administrative Sciences
Larkin Health Sciences Institute College of Pharmacy

Paul M. Beringer, PharmD, FASHP, FCCP
Associate Professor
Department of Clinical Pharmacy
University of Southern California
Los Angeles, California

Snehal H. Bhatt, PharmD, BCPS
Associate Professor of Pharmacy Practice
School of Pharmacy–Boston
MCPHS University
Clinical Pharmacist
Beth Israel Deaconess Medical Center
Boston, Massachusetts

Jeff F. Binkley, PharmD, BCNSP, FASHP
Administrative Director of Pharmacy
Maury Regional Medical Center and Affiliates
Columbia, Tennessee

Marlo Blazer, PharmD, BCOP
Assistant Director
Xcenda, an AmerisourceBergen Company
Columbus, Ohio

KarenBeth H. Bohan, PharmD, BCPS
Professor and Founding Chair
Department of Pharmacy Practice
School of Pharmacy and Pharmaceutical Sciences
Binghamton University
Binghamton, New York

Suzanne G. Bollmeier, PharmD, BCPS, AE-C
Professor of Pharmacy Practice
School of Pharmacy–Boston
St. Louis College of Pharmacy
St. Louis, Missouri

12

编者名单

Laura M. Borgelt, PharmD, BCPS
Associate Dean of Administration and Operations
Professor
Departments of Clinical Pharmacy and Family Medicine
University of Colorado Anschutz Medical Campus
Skaggs School of Pharmacy
Aurora, Colorado

Jolene R. Bostwick, PharmD, BCPS, BCPP
Clinical Associate Professor
Department of Clinical, Social, and Administrative Sciences
University of Michigan College of Pharmacy
Ann Arbor, Michigan

Nicole J. Brandt, PharmD, MBA, CGP, BCPP, FASCP
Executive Director
Peter Lamy Center on Drug Therapy and Aging
Professor
University of Maryland School of Pharmacy
Baltimore, Maryland

Marcia L. Buck, PharmD, FCCP, FPPAG
Professor
Department of Pediatrics
School of Medicine
Clinical Coordinator, Pediatrics
Department of Pharmacy
University of Virginia
Charlottesville, Virginia

Deanna Buehrle, PharmD
Infectious Diseases Clinical Specialist
University of Pittsburgh Medical Center Presbyterian
Pittsburgh, Pennsylvania

Sara K. Butler, PharmD, BCPS, BOCP
Clinical Pharmacy Specialist, Medical Oncology
Barnes-Jewish Hospital
Saint Louis, Missouri

Beth Buyea, MHS, PA-C
Assistant Professor
Tufts University, School of Medicine
Boston, Massachusetts

Charles F. Caley, PharmD, BCCP
Clinical Professor
School of Pharmacy
University of Connecticut
Storrs, Connecticut

Joseph Todd Carter, PharmD
Assistant Professor of Pharmacy Practice
Appalachian College of Pharmacy
Oakwood, Virginia
Primary Care Centers of Eastern Kentucky
Hazard, Kentucky

Michael G. Carvalho, PharmD, BCPP
Assistant Dean of Interprofessional Education
Professor and Chair
Department of Pharmacy Practice
School of Pharmacy–Boston
MCPHS University
Boston, Massachusetts

Jamie J. Cavanaugh, PharmD, CPP, BCPS
Assistant Professor of Clinical Education, Pharmacy
Assistant Professor of Medicine
University of North Carolina at Chapel Hill
Chapel Hill, North Carolina

Michelle L. Ceresia, PharmD, FACVP
Associate Professor of Pharmacy Practice
School of Pharmacy–Boston
MCPHS University
Boston, Massachusetts
Adjunct Associate Professor
Department of Clinical Sciences
Cummings Veterinary School of Medicine at Tufts University
North Grafton, Massachusetts

Laura Chadwick, PharmD
Clinical Specialist in Pharmacogenomics
Boston Children's Hospital
Boston, Massachusetts

Michelle L. Chan, PharmD, BCPS
Clinical Pharmacy Specialist
Infectious Diseases
Methodist Hospital of Southern California
Arcadia, California

Lin H. Chen, MD, FACP, FASTMH
Associate Professor of Medicine
Harvard Medical School
Boston, Massachusetts
Director of the Travel Medicine Center
Mount Auburn Hospital
Cambridge, Massachusetts

Steven W. Chen, PharmD, FASHP, FNAP
Associate Professor and Chair
Titus Family Department of Clinical Pharmacy
William A. Heeres and Josephine A. Heeres Endowed Chair in Community Pharmacy
University of Southern California School of Pharmacy
Los Angeles, California

Judy W. Cheng, PharmD, MPH, BCPS, FCCP
Professor of Pharmacy Practice
School of Pharmacy–Boston
MCPHS University
Boston, Massachusetts

Michael F. Chicella, PharmD, FPPAG
Pharmacy Clinical Manager
Children's Hospital of The King's Daughters
Norfolk, Virginia

Jennifer W. Chow, PharmD
Director of Professional Development and Education
Pediatric Pharmacy Advocacy Group
Memphis, Tennessee

Cary R. Chrisman, PharmD
Assistant Professor
Department of Clinical Pharmacy
University of Tennessee College of Pharmacy
Clinical Pharmacist, Department of Pharmacy
Methodist Medical Center
Memphis and Oak Ridge, Tennessee

Edith Claros, PhD, MSN, RN, APHN-BC
Assistant Dean and Associate Professor
School of Nursing
MCPHS University
Worcester, Massachusetts

John D. Cleary, PharmD, FCCP, BCPS
Director of Pharmacy
St. Dominic-Jackson Memorial Hospital
Schools of Medicine and Pharmacy
University of Mississippi Medical Center
Jackson, Mississippi

Michelle Condren, PharmD, BCPPS, AE-C, CDE, FPPAG
Professor and Department Chair
University of Oklahoma College of Pharmacy
University of Oklahoma School of Community Medicine
Tulsa, Oklahoma

Amanda H. Corbett, PharmD, BCPS, FCCP
Clinical Associate Professor
Eshelman School of Pharmacy and School of Medicine
Global Pharmacology Coordinator
Institute for Global Health and Infectious Diseases
University of North Carolina
Chapel Hill, North Carolina

Mackenzie L. Cottrell, PharmD, MS, BCPS, AAHIVP
Research Assistant Professor
UNC Eshelman School of Pharmacy
University of North Carolina at Chapel Hill
Chapel Hill, North Carolina

R. Rebecca Couris, PhD, RPh
Professor of Nutrition Science and Pharmacy Practice
Department of Pharmacy Practice, School of Pharmacy–Boston
MCPHS University
Boston, Massachusetts

Steven J. Crosby, MA, BSP, RPh, FASCP
Assistant Professor of Pharmacy Practice
School of Pharmacy–Boston
MCPHS University
Boston, Massachusetts

Jason Cross, PharmD
Associate Professor Pharmacy Practice
School of Pharmacy–Worcester/Manchester
MCPHS University
Worcester, Massachusetts

Sandeep Devabhakthuni, PharmD, BCPS–AQ Cardiology
Assistant Professor of Cardiology/Critical Care
University of Maryland School of Pharmacy
Baltimore, Maryland

Andrea S. Dickens, PharmD, BCOP
Clinical Pharmacy Specialist
MD Anderson Cancer Center
University of Texas
Houston, Texas

Lisa M. DiGrazia, PharmD, BCPS, BCOP
Director, Medical Affairs
Amneal Biosciences Bridgewater, New Jersey

Suzanne Dinsmore, BSP, PharmD, CGP
Assistant Professor of Pharmacy Practice
School of Pharmacy–Boston
MCPHS University
Boston, Massachusetts

Betty J. Dong, PharmD, FASHP, FAPHA, FCCP, AAHIVP
Professor of Clinical Pharmacy and Family and Community Medicine
Department of Clinical Pharmacy
Schools of Pharmacy and Medicine
University of California, San Francisco
San Francisco, California

Richard H. Drew, PharmD, MS, FCCP
Professor and Vice-Chair of Research and Scholarship
Campbell University College of Pharmacy and Health Sciences
Buies Creek, North Carolina
Associate Professor of Medicine (Infectious Diseases)
Duke University School of Medicine
Durham, North Carolina

Robert L. Dufresne, PhD, PhD, BCPS, BCPP
INBRE Behavioral Science Coordinator and Professor
College of Pharmacy
University of Rhode Island
Kingston, Rhode Island
Psychiatric Pharmacotherapy Specialist
PGY-2 Psychiatric Pharmacy Residency Program Director
Providence VA Medical Center
Providence, Rhode Island

Kaelen C. Dunican, PharmD
Professor of Pharmacy Practice
School of Pharmacy–Worcester/Manchester
MCPHS University
Worcester, Massachusetts

Brianne L. Dunn, PharmD
Associate Dean for Outcomes Assessment & Accreditation
Clinical Associate Professor
Department of Clinical Pharmacy and Outcomes Sciences
University of South Carolina College of Pharmacy
Columbia, South Carolina

Robert E. Dupuis, PharmD, FCCP
Clinical Professor of Pharmacy
Eshelman School of Pharmacy
University of North Carolina at Chapel Hill
Chapel Hill, North Carolina

Cheryl R. Durand, PharmD
Associate Professor of Pharmacy Practice
School of Pharmacy–Worcester/Manchester
MCPHS University
Manchester, New Hampshire

Megan J. Ehret, PharmD, MS, BCPP
Behavior Health Clinical Pharmacy Specialist
United States Department of Defense
Fort Belvoir Community Hospital
Fort Belvoir, Virginia

Carol Eliadi, EdD, JD, NP-BC
Professor and Dean of Nursing
MCPHS University
School of Nursing–Worcester, Massachusetts and Manchester,
New Hampshire Campuses

Shareen Y. El-Ibiary, PharmD, FCCP, BCPS
Professor of Pharmacy Practice
Department of Pharmacy Practice
Midwestern University College of Pharmacy–Glendale
Glendale, Arizona

Katie Dillinger Ellis, PharmD
Clinical Specialist
Neonatal/Infant Intensive Care
Department of Pharmacy
The Children's Hospital of Philadelphia
Philadelphia, Pennsylvania

Justin C. Ellison, PharmD, BCPP
Clinical Pharmacy Specialist–Mental Health
Providence Veterans Affairs Medical Center
Providence, Rhode Island

Rachel Elsey, PharmD, BCOP
Clinical Pharmacist
Avera Cancer Institute
South Dakota State University
Sioux Falls, South Dakota

Gregory A. Eschenauer, PharmD, BCPS (AQ-ID)
Clinical Assistant Professor
University of Michigan
Ann Arbor, Michigan

John Fanikos, MBA, RPh
Executive Director of Pharmacy
Brigham and Women's Hospital
Adjunct Associate Professor of Pharmacy Practice
MCPHS University
Department of Pharmacy Practice, School of Pharmacy–Boston
Boston, Massachusetts

Elizabeth Farrington, PharmD, FCCP, FCCM, FPPAG, BCPS
Pharmacist III–Pediatrics
Department of Pharmacy
New Hanover Regional Medical Center
Wilmington, North Carolina

Erika Felix-Getzik, PharmD
Associate Professor of Pharmacy Practice
School of Pharmacy–Boston
MCPHS University
Boston, Massachusetts

Jonathan D. Ference, PharmD
Assistant Dean of Assessment and Alumni Affairs
Associate Professor of Pharmacy Practice
Director of Pharmacy Care Labs
Nesbitt School of Pharmacy
Wilkes University
Wilkes-Barre, Pennsylvania

Kimberly Ference, PharmD
Associate Professor
Department of Pharmacy Practice
Nesbitt College of Pharmacy and Nursing
Wilkes University
Wilkes-Barre, Pennsylvania

Victoria F. Ferraresi, PharmD, FASHP, FCSHP
Director of Pharmacy Services
Pathways Home Health and Hospice
Sunnyvale, California

Joseph W. Ferullo, PharmD
Associate Professor of Pharmacy Practice
School of Pharmacy–Boston
MCPHS University
Boston, Massachusetts

Christopher K. Finch, PharmD, BCPS, FCCM, FCCP
Director of Pharmacy
Methodist University Hospital
Associate Professor
College of Pharmacy
University of Tennessee
Memphis, Tennessee

Douglas N. Fish, PharmD, BCPS–AQ ID
Professor and Chair
Department of Clinical Pharmacy
Skaggs School of Pharmacy and Pharmaceutical Science
University of Colorado
Clinical Specialist in Critical Care/Infectious Diseases
University of Colorado Hospital
Aurora, Colorado

Jeffrey J. Fong, PharmD, BCPS
Associate Professor of Pharmacy Practice
School of Pharmacy–Worcester/Manchester
MCPHS University
Worcester, Massachusetts

Andrea S. Franks, PharmD, BCPS
Associate Professor, Clinical Pharmacy and Family Medicine
College of Pharmacy and Graduate School Medicine
University of Tennessee Health Science Center
Knoxville, Tennessee

Kristen N. Gardner, PharmD
Clinical Pharmacy Specialist–Behavioral Health
Highline Behavioral Clinic
Kaiser Permanente Colorado
Denver, Colorado

Virginia L. Ghafoor, PharmD
Pharmacy Specialist–Pain Management
University of Minnesota Medical Center
Minneapolis, Minnesota

Brooke Gildon, PharmD, BCPPS, BCPS, AE-C
Associate Professor of Pharmacy Practice
Southwestern Oklahoma State University College of Pharmacy
Weatherford, Oklahoma

Ashley Glode, PharmD, BCOP
Assistant Professor
Department of Clinical Pharmacy
Skaggs School of Pharmacy and Pharmaceutical Sciences
University of Colorado Anschutz Medical Campus
Aurora, Colorado

Jeffery A. Goad, PharmD, MPH, FAPhA, PCPhA, FCSHP
Professor and Chair
Department of Pharmacy Practice
School of Pharmacy
Chapman University
Irvine, California

Jennifer D. Goldman, BS, PharmD, CDE, BC-ADM, FCCP
Professor of Pharmacy Practice
School of Pharmacy–Boston
MCPHS University
Boston, Massachusetts

Joel Goldstein, MD
Assistant Clinical Professor
Harvard Medical School
Division of Child/Adolescent Psychology
Cambridge Health Alliance
Cambridge, Massachusetts

Luis S. Gonzalez, III, PharmD, BCPS
Manager
Clinical Pharmacy Services
PGY1 Pharmacy Residency Program Director
Conemaugh Memorial Medical Center
Johnstown, Pennsylvania

Larry Goodyer, PhD, MRPharmS, BCPS
Professor, School of Pharmacy
De Montfort University
Leicester, United Kingdom
Medical Director
Nomad Travel Stores and Clinic
Bishop's Stortford, United Kingdom

Mary-Kathleen Grams, PharmD, BCGP
Assistant Professor of Pharmacy Practice
School of Pharmacy–Boston
MCPHS University
Boston, Massachusetts

Philip Grgurich, PharmD, BCPS
Associate Professor of Pharmacy Practice
School of Pharmacy–Boston
MCPHS University
Boston, Massachusetts

B. Joseph Guglielmo, PharmD
Professor and Dean
School of Pharmacy
University of California, San Francisco
San Francisco, California

Karen M. Gunning, PharmD, BCPS, BCACP, FCCP
Professor (Clinical) and Interim Chair of Pharmacotherapy
Adjunct Professor of Family and Preventive Medicine
PGY2 Ambulatory Care Residency Director
Clinical Pharmacist–University of Utah Family Medicine Residency/
    Sugarhouse Clinic
University of Utah College of Pharmacy and School of Medicine
Salt Lake City, Utah

Mary A. Gutierrez, PharmD, BCPP
Professor of Pharmacy Practice
Chapman University School of Pharmacy
Irvine, California

Justinne Guyton, PharmD, BCACP
Associate Professor of Pharmacy Practice
Site Coordinator
PGY2 Ambulatory Care Residency Program
St. Louis College of Pharmacy
St. Louis, Missouri

Matthew Hafermann, PharmD, BCPS
Medical ICU/Cardiology Clinical Pharmacist
Harborview Medical Center
PGY1 Pharmacy Residency Coordinator
Medicine Clinical Instructor
University of Washington School of Pharmacy
Seattle, Washington

Jason S. Haney, PharmD, BCPS, BCCCP
Assistant Professor
Department of Clinical Pharmacy and Outcome Sciences
South Carolina College of Pharmacy
Medical University of South Carolina
Charleston, South Carolina

Christy S. Harris, PharmD, BCPS, BCOP
Associate Professor of Pharmacy Practice
School of Pharmacy–Boston
MCPHS University
Boston, Massachusetts

Mary F. Hebert, PharmD, FCCP
Professor
Department of Pharmacy
Adjunct Professor of Obstetrics and Gynecology
University of Washington
Seattle, Washington

Emily L. Heil, PharmD, BCPS-AQ ID
Assistant Professor
Infectious Diseases
University of Maryland School of Pharmacy
Baltimore, Maryland

Erika L. Hellenbart, PharmD, BCPS
Clinical Assistant Professor
University of Illinois at Chicago College of Pharmacy
Chicago, Illinois

David W. Henry, PharmD, MS, BCOP, FASHP
Associate Professor and Chair
Pharmacy Practice
University of Kansas School of Pharmacy
Lawrence, Kansas

Christopher M. Herndon, PharmD, BCPS, CPE
Associate Professor
Department of Pharmacy Practice
School of Pharmacy
Southern University Illinois Edwardsville
Edwardsville, Illinois

Richard N. Herrier, PharmD, FAPhA
Clinical Professor
Department of Pharmacy Practice and Science
College of Pharmacy
University of Arizona
Tucson, Arizona

16

编者名单

Karl M. Hess, PharmD, CTH, FCPhA
Vice Chair of Clinical and Administrative Sciences
Associate Professor
Certificate Coordinator for Medication Therapy Outcomes
Keck Graduate Institute Claremont, California

Curtis D. Holt, PharmD
Clinical Professor
Department of Surgery
University of California, Los Angeles
Los Angeles, California

Evan R. Horton, PharmD
Associate Professor of Pharmacy Practice
School of Pharmacy–Worcester/Manchester
MCPHS University
Worcester, Massachusetts

Priscilla P. How, PharmD, BCPS
Assistant Professor
Director of PharmD Program
Department of Pharmacy
Faculty of Science
National University of Singapore
Principal Clinical Pharmacist
Department of Medicine
Division of Nephrology
National University Hospital
Singapore, Republic of Singapore

Molly E. Howard, PharmD, BCPS
Clinical Pharmacy Specialist
Central Alabama Veterans Health Care System
Montgomery, Alabama

Timothy R. Hudd, PharmD, AE-C
Associate Professor of Pharmacy Practice
School of Pharmacy–Boston
MCPHS University
Boston, Massachusetts

Bethany Ibach, PharmD, BCPPS
Assistant Professor of Pharmacy Practice
School of Pharmacy, Pediatrics Division
Texas Tech University Health Sciences Center
Abilene, Texas

Gail S. Itokazu, PharmD
Clinical Associate Professor
Department of Pharmacy Practice
University of Illinois, Chicago
Clinical Pharmacist
Division of Infectious Diseases
John H. Stroger Jr. Hospital of Cook County
Chicago, Illinois

Timothy J. Ives, PharmD, MPH, FCCP, CPP
Professor of Pharmacy
Adjunct Professor of Medicine
Eshelman School of Pharmacy
University of North Carolina at Chapel Hill
Chapel Hill, North Carolina

Nicole A. Kaiser, RPh, BCOP
Oncology Clinical Pharmacy Specialist
Children's Hospital Colorado
Aurora, Colorado

James S. Kalus, PharmD, FASHP
Director of Pharmacy
Henry Ford Health System
Henry Ford Hospital
Detroit, Michigan

Marina D. Kaymakcalan, PharmD
Clinical Pharmacy Specialist
Dana Farber Cancer Institute
Boston, Massachusetts

Michael B. Kays, PharmD, FCCP
Associate Professor
Department of Pharmacy Practice
Purdue University College of Pharmacy
West Lafayette and Indianapolis, Indiana

Jacob K. Kettle, PharmD, BCOP
Oncology Clinical Pharmacy Specialist
University of Missouri Health Care
Columbia, Missouri

Rory E. Kim, PharmD
Assistant Professor of Clinical Pharmacy
University of Southern California School of Pharmacy
Los Angeles, California

Lee A. Kral, PharmD, BCPS, CPE
Clinical Pharmacy Specialist, Pain Management
Department of Pharmaceutical Care
The University of Iowa Hospitals and Clinics
Iowa City, Iowa

Donna M. Kraus, PharmD, FAPhA, FPPAG, FCCP
Pediatric Clinical Pharmacist/Associate Professor of Pharmacy
    Practice
Departments of Pharmacy Practice and Pediatrics
Colleges of Pharmacy and Medicine
University of Illinois at Chicago
Chicago, Illinois

Susan A. Krikorian, MS, PharmD
Professor of Pharmacy Practice
School of Pharmacy–Boston
MCPHS University
Boston, Massachusetts

Andy Kurtzweil, PharmD, BCOP
Pharmacy Supervisor–Adult Hematology and Oncology/BMT
University of Minnesota Health
Minneapolis, Minnesota

Benjamin Laliberte, PharmD, BCPS
Clinical Pharmacy Specialist, Cardiology
Massachusetts General Hospital
Boston, Massachusetts

Jerika T. Lam, PharmD, AAHIVP
Assistant Professor of Pharmacy Practice
School of Pharmacy
Chapman University
Irvine, California

Trisha LaPointe, PharmD, BCPS
Associate Professor of Pharmacy Practice
School of Pharmacy–Boston

MCPHS University
Boston, Massachusetts

Alan H. Lau, PharmD
Professor
Director, International Clinical Pharmacy Education
College of Pharmacy
University of Illinois at Chicago
Chicago, Illinois

Elaine J. Law, PharmD, BCPS
Assistant Clinical Professor of Pharmacy Practice
Thomas J. Long School of Pharmacy and Health Sciences
University of the Pacific
Stockton, California

Kimberly Lenz, PharmD
Clinical Pharmacy Manager
Office of Clinical Affairs
University of Massachusetts Medical School
Quincy, Massachusetts

Russell E. Lewis, PharmD, FCCP
Associate Professor of Medicine, Infectious Diseases
Department of Medical and Surgical Services
Infectious Diseases Unit, Policlinico S. Orsola-Malpighi
University of Bologna
Bologna, Italy

Rachel C. Long, PharmD, BCPS
Clinical Staff Pharmacist
Carolinas HealthCare System
Charlotte, North Carolina

Ann M. Lynch, BSP, PharmD, AE-C
Professor of Pharmacy Practice
School of Pharmacy–Worcester/Manchester
MCPHS University
Worcester, Massachusetts

Matthew R. Machado, PharmD
Associate Professor of Pharmacy Practice
School of Pharmacy–Boston
MCPHS University
Boston, Massachusetts

Emily Mackler, PharmD, BCOP
Clinical Pharmacist and Project Manager
Michigan Oncology Quality Consortium
University of Michigan
Ann Arbor, Michigan

Daniel R. Malcolm, PharmD, BCPS, BCCCP
Associate Professor and Vice-Chair
Clinical and Administrative Services
Sullivan University College of Pharmacy
Louisville, Kentucky

Shannon F. Manzi, PharmD, NREMT, FPPAG
Director, Clinical Pharmacogenomics Service
Manager, Emergency and ICU Pharmacy Services
Boston Children's Hospital
Boston, Massachusetts

Joel C. Marrs, PharmD, FCCP, FASHP, FNLA, BCPS-AQ Cardiology, BCACP, CLS, ASH-CHC
Associate Professor
Department of Clinical Pharmacy
University of Colorado Anschutz Medical Campus
Skaggs School of Pharmacy and Pharmaceutical Sciences
Clinical Pharmacy Specialist
Department of Pharmacy
Denver Health and Hospital Authority
Aurora, Colorado

John Marshall, PharmD, BCPS, BCCCP, FCCM
Clinical Pharmacy Coordinator–Critical Care
Beth Israel Deaconess Medical Center
Boston, Massachusetts

Darius L. Mason, PharmD, BCPS, FACN
Clinical Pharmacist
Methodist South Hospital
Memphis, Tennessee

Susan L. Mayhew, PharmD, BCNSP, FASHP
Professor and Dean
Appalachian College of Pharmacy
Oakwood, Virginia

James W. McAuley, RPh, PhD, FAPhA
Associate Dean for Academic Affairs and Professor
Departments of Pharmacy Practice and Neurology
The Ohio State University College of Pharmacy
Columbus, Ohio

Sarah E. McBane, PharmD, CDE, BCPS, FCCP, FCPhA, APh
Professor and Chair
Department of Pharmacy Practice
West Coast University
Los Angeles, California

William W. McCloskey, BA, BS, PharmD
Professor of Pharmacy Practice
School of Pharmacy–Boston
MCPHS University
Boston, Massachusetts

Chephra McKee, PharmD
Assistant Professor of Pharmacy Practice
School of Pharmacy
Pediatrics Division
Texas Tech University Health Sciences Center
Abilene, Texas

Molly G. Minze, PharmD, BCACP
Associate Professor of Pharmacy Practice
Ambulatory Care Division
School of Pharmacy
Texas Tech University Health Sciences Center
Abilene, Texas

Amee D. Mistry, PharmD
Associate Professor Pharmacy Practice
School of Pharmacy–Boston
MCPHS University
Boston, Massachusetts

Katherine G. Moore, PharmD, BCPS, BCACP
Executive Director of Experiential Education
Associate Professor of Pharmacy Practice
Presbyterian College School of Pharmacy
Clinton, South Carolina

Jill A. Morgan, PharmD, BCPS, BCPPS
Associate Professor and Chair
Department of Pharmacy Practice and Science
University of Maryland School of Pharmacy
Baltimore, Maryland

Anna K. Morin, PharmD
Professor of Pharmacy Practice and Dean
School of Pharmacy–Worcester/Manchester
MCPHS University
Worcester, Massachusetts

Pamela B. Morris, MD, FACC, FAHA, FASPC, FNLA
Director, Seinsheimer Cardiovascular Health Program
Co-Director, Women's Heart Care
Medical University of South Carolina
Charleston, South Carolina

Oussayma Moukhachen, PharmD, BCPS
Assistant Professor Pharmacy Practice
School of Pharmacy–Boston
MCPHS University
Boston, Massachusetts
Clinical Care Specialist
Mount Auburn Hospital
Cambridge, Massachusetts

Kelly A. Mullican, PharmD
Primary Care Clinical Pharmacy Specialist
Kaiser Permanente–Mid-Atlantic States
Washington, District of Columbia

Myrna Y. Munar, PharmD
Associate Professor of Pharmacy
College of Pharmacy
Oregon State University
Oregon Health and Science University
Portland, Oregon

Yulia A. Murray, PharmD, BCPS
Assistant Professor of Pharmacy Practice
School of Pharmacy–Boston
MCPHS University
Boston, Massachusetts

Milap C. Nahata, MS, PharmD, FCCP, FAPhA, FASHP
Director, Institute of Therapeutic Innovations and Outcomes
Professor Emeritus of Pharmacy, Pediatrics, and Internal Medicine
Colleges of Pharmacy and Medicine
The Ohio State University
Columbus, Ohio

Richard S. Nicholas, PharmD, ND, CDE, BCPS, BCACP
Assistant Professor of Pharmacy Practice
Appalachian College of Pharmacy
Oakwood, Virginia

Stefanie C. Nigro, PharmD, BCACP, BC-ADM
Assistant Professor of Pharmacy Practice
School of Pharmacy–Boston

MCPHS University
Boston, Massachusetts

Cindy L. O'Bryant, PharmD, BCOP, FCCP, FHOPA
Professor
Department of Clinical Pharmacy
Skaggs School of Pharmacy and Pharmaceutical Sciences
Clinical Pharmacy Specialist in Oncology
University of Colorado Cancer Center
Aurora, Colorado

Kirsten H. Ohler, PharmD, BCPS, BCPPS
Clinical Assistant Professor of Pharmacy Practice
College of Pharmacy
University of Illinois at Chicago
Clinical Pharmacy Specialist–Neonatal ICU
University of Illinois at Chicago Hospital and Health Sciences System
Chicago, Illinois

Julie L. Olenak, PharmD
Assistant Dean of Student Affairs
Associate Professor
Department of Pharmacy Practice
Nesbitt College of Pharmacy and Nursing
Wilkes University
Wilkes-Barre, Pennsylvania

Jacqueline L. Olin, MS, PharmD, BCPS, CDE, FASHP, FCCP
Professor of Pharmacy
School of Pharmacy
Wingate University
Wingate, North Carolina

Neeta Bahal O'Mara, PharmD, BCPS
Clinical Pharmacist
Dialysis Clinic, Inc.
North Brunswick, New Jersey

Robert L. Page, II, PharmD, MSPH, FHFSA, FCCP, FASHP, FASCP, CGP, BCPS (AQ-Cards)
Professor
Departments of Clinical Pharmacy and Physical Medicine
School of Pharmacy and Pharmaceutical Sciences
University of Colorado
Aurora, Colorado

Louise Parent-Stevens, PharmD, BCPS
Assistant Director of Introductory Pharmacy Practice Experiences
Clinical Assistant Professor
Department of Pharmacy Practice
University of Illinois at Chicago College of Pharmacy
Chicago, Illinois

Dhiren K. Patel, PharmD, CDE, BC-ADM, BCACP
Associate Professor of Pharmacy Practice
School of Pharmacy–Boston
MCPHS University
Boston, Massachusetts

Katherine Tipton Patel, PharmD, BCOP
Clinical Pharmacy Specialist
The University of Texas
MD Anderson Cancer Center
Houston, Texas

Jennifer T. Pham, PharmD, BCPS, BCPPS
Clinical Assistant Professor, Department of Pharmacy Practice
University of Illinois at Chicago College of Pharmacy
Clinical Pharmacy Specialist, Neonatal Clinical Pharmacist
University of Illinois Hospital and Health Sciences System
Chicago, Illinois

Jonathan D. Picker, MBChB, PhD
Assistant Professor
Harvard Medical School
Clinical Geneticist
Boston Children's Hospital
Boston, Massachusetts

Brian A. Potoski, PharmD, BCPS
Associate Professor
Departments of Pharmacy and Therapeutics
University of Pittsburgh School of Pharmacy
Associate Director, Antibiotic Management Program
University of Pittsburgh Medical Center
Presbyterian University Hospital
Pittsburgh, Pennsylvania

David J. Quan, PharmD, BCPS
Health Sciences Clinical Professor of Pharmacy
Department of Clinical Pharmacy
School of Pharmacy
University of California, San Francisco
Pharmacist Specialist–Solid Organ Transplant
University of California, San Francisco Medical Center
San Francisco, California

Erin C. Raney, PharmD, BCPS, BC-ADM
Professor of Pharmacy Practice
Midwestern University College of Pharmacy–Glendale
Glendale, Arizona

Valerie Relias, PharmD, BCOP
Clinical Pharmacy Specialist
Division of Hematology/Oncology
Tufts Medical Center
Boston, Massachusetts

Lee A. Robinson, MD
Instructor
Department of Psychiatry
Harvard Medical School
Boston, Massachusetts
Associate Training Director
Child and Adolescent Psychiatry Fellowship
Primary Care Mental Health Integrated Psychiatrist
Cambridge Health Alliance
Cambridge, Massachusetts

Charmaine Rochester-Eyeguokan, PharmD, BCPS, BCACP, CDE
Associate Professor of Pharmacy Practice and Science
University of Maryland School of Pharmacy
Baltimore, Maryland

Carol J. Rollins, PharmD, MS, RD, CNSC, BCNSP
Clinical Associate Professor
Department of Pharmacy Practice and Science
College of Pharmacy
The University of Arizona
Tucson, Arizona

Melody Ryan, PharmD, MPH, GCP, BCPS
Professor
Department of Pharmacy Practice and Science
College of Pharmacy
University of Kentucky
Lexington, Kentucky

David Schnee, PharmD, BCACP
Associate Professor of Pharmacy Practice
School of Pharmacy–Boston
MCPHS University
Boston, Massachusetts

Eric F. Schneider, BS Pharm, PharmD
Assistant Dean for Academics
Professor
School of Pharmacy
Wingate University
Wingate, North Carolina

Sheila Seed, PharmD, MPH
Professor of Pharmacy Practice
School of Pharmacy–Worcester/Manchester
MCPHS University
Worcester, Massachusetts

Timothy H. Self, PharmD
Professor of Clinical Pharmacy
College of Pharmacy
University of Tennessee Health Science Center
Memphis, Tennessee

Amy Hatfield Seung, PharmD, BCOP
Senior Director of Clinical Development
Physician Resource Management/Caret
Cary, North Carolina

Nancy L. Shapiro, PharmD, FCCP, BCPS
Operations Coordinator
University of Illinois Hospital and Health Sciences System
Clinical Associate Professor of Pharmacy Practice
Director, PGY2 Ambulatory Care Residency
College of Pharmacy
University of Illinois at Chicago
Chicago, Illinois

Iris Sheinhait, PharmD, MA, RPh
Certified Poison Information Specialist
Adjunct Assistant Professor
Regional Center for Poison Control Serving Massachusetts and Rhode
  Island
Boston Children's Hospital and MCPHS University
Boston, Massachusetts

Greene Shepherd, PharmD, DABAT
Clinical Professor and Vice-Chair
Division of Practice Advancement and Clinical Education
Director of Professional Education, Asheville Campus
Eshelman School of Pharmacy
University of North Carolina at Chapel Hill
Asheville, North Carolina

Devon A. Sherwood, PharmD, BCPP
Assistant Professor
Psychopharmacology
College of Pharmacy
University of New England
Portland, Maine

Richard J. Silvia, PharmD, BCCP
Associate Professor of Pharmacy Practice
School of Pharmacy–Boston
MCPHS University
Boston, Massachusetts

Carrie A. Sincak, PharmD, BCPS, FASHP
Assistant Dean for Clinical Affairs and Professor
Department of Pharmacy Practice
Midwestern University Chicago College of Pharmacy
Downers Grove, Illinois

Harleen Singh, PharmD, BCPS-AQ Cardiology, BCACP
Clinical Associate Professor of Pharmacy Practice
Oregon State University
Oregon Health and Science University
Portland, Oregon

Jessica C. Song, MA, PharmD
Clinical Pharmacy Supervisor
PGY1 Pharmacy Residency Coordinator
Department of Pharmacy Services
Santa Clara Valley Medical Center
San Jose, California

Suellyn J. Sorensen, PharmD, BCPS, FASHP
Director
Clinical Pharmacy Services
St. Vincent Indianapolis
Indianapolis, Indiana

Linda M. Spooner, PharmD, BCPS (AQ-ID), FASHP
Professor of Pharmacy Practice
School of Pharmacy–Worcester/Manchester
MCPHS University
Clinical Pharmacy Specialist in Infectious Diseases
Saint Vincent Hospital
Worcester, Massachusetts

Karyn M. Sullivan, PharmD, MPH
Professor of Pharmacy Practice
School of Pharmacy–Worcester/Manchester
MCPHS University
Worcester, Massachusetts

David J. Taber, PharmD, MS, BCPS
Associate Professor
Division of Transplant Surgery
College of Medicine
Medical University of South Carolina
Charleston, South Carolina

Candace Tan, PharmD, BCACP
Clinical Pharmacist
Kaiser Permanente
Los Angeles, California

Yasar O. Tasnif, PharmD, BCPS, FAST
Associate Professor
Cooperative Pharmacy Program
University of Texas at Austin and University of Texas, Rio Grande
    Valley
Clinical Pharmacist Specialist
Doctor's Hospital at Renaissance–Renaissance Transplant Institute
Edinburg, Texas

Daniel J. G. Thirion, BPharm, MSc, PharmD, FCSHP
Professeur Titulaire de Clinique
Faculté de Pharmacie
Université de Montréal
Pharmacien
Centre Universitaire de Santé McGill
Montréal, Québec, Canada

Angela M. Thompson, PharmD, BCPS
Assistant Professor
Department of Clinical Pharmacy
Skaggs School of Pharmacy and Pharmaceutical Sciences
University of Colorado
Aurora, Colorado

Lisa A. Thompson, PharmD, BCOP
Clinical Pharmacy Specialist in Oncology
Kaiser Permanente Colorado
Lafayette, Colorado

Toyin Tofade, MS, PharmD, BCPS, CPCC
Dean and Professor
Howard University College of Pharmacy
Washington, District of Columbia

Tran H. Tran, PharmD, BCPS
Associate Professor
Midwestern University, Chicago College of Pharmacy
Downers Grove, Illinois

Dominick P. Trombetta, PharmD, BCPS, CGP, FASCP
Associate Professor
Department of Pharmacy Practice
Nesbitt School of Pharmacy
Wilkes University
Wilkes-Barre, Pennsylvania

Toby C. Trujillo, PharmD, FCCP, FAHAH, BCPS-AQ Cardiology
Associate Professor
Department of Clinical Pharmacy
Skaggs School of Pharmacy and Pharmaceutical Sciences
University of Colorado
Aurora, Colorado

Sheila K. Wang, PharmD, BCPS (AQ–ID)
Associate Professor of Pharmacy Practice
Chicago College of Pharmacy
Midwestern University
Downers Grove, Illinois
Clinical Pharmacist, Infectious Disease
Program Director, Rush University Medical Center
Chicago, Illinois

Brian Watson, PharmD, BCPS
Pharmacist
University of Maryland Medical System
St. Joseph's Medical Center
Baltimore, Maryland

Kristin Watson, PharmD, BCPS-AQ Cardiology
Associate Professor, Vice-Chair of Clinical Services
University of Maryland School of Pharmacy
Baltimore, Maryland

Lynn Weber, PharmD, BCOP
Clinical Pharmacy Specialist, Oncology/Hematology
Pharmacy Residency Coordinator and PGY-1 Residency Director
Hennepin County Medical Center
Minneapolis, Minnesota

Kellie Jones Weddle, PharmD, BCOP, FCCP, FHOPA
Clinical Professor of Pharmacy Practice
College of Pharmacy
Purdue University
Indianapolis, Indiana

C. Michael White, PharmD, FCP, FCCP
Professor and Head
Department of Pharmacy Practice
School of Pharmacy
University of Connecticut
Storrs, Connecticut

Natalie Whitmire, PharmD, BCPS, BCGP
Pharmacist Specialist
University of California, San Diego Health

Barbara S. Wiggins, PharmD, BCPS, CLS, AACC, FAHA, FCCP, FNLA
Clinical Pharmacy Specialist–Cardiology
Medical University of South Carolina
Charleston, South Carolina

Kristine C. Willett, PharmD, FASHP
Associate Professor of Pharmacy Practice
School of Pharmacy–Worcester/Manchester
MCPHS University
Manchester, New Hampshire

Bradley R. Williams, PharmD, CGP
Professor of Clinical Pharmacy and Clinical Gerontology
School of Pharmacy
University of Southern California
Los Angeles, California

Casey B. Williams, PharmD, BCOP, FHOPA
Director, Center for Precision Oncology
Director, Department of Molecular and Experimental Medicine
Avera Cancer Institute
Sioux Falls, South Dakota

Dennis M. Williams, PharmD, BCPS, AE-C
Associate Professor and Vice-Chair for Professional Education and
    Practice
Division of Pharmacotherapy and Experimental Therapeutics
Eshelman School of Pharmacy
University of North Carolina at Chapel Hill
Chapel Hill, North Carolina

Katie A. Won, PharmD, BCOP
Clinical Pharmacist
Hennepin County Medical Center
Minneapolis, Minnesota

Annie Wong-Beringer, PharmD, FIDSA
Professor of Pharmacy
School of Pharmacy
University of Southern California
Los Angeles, California

Dinesh Yogaratnam, PharmD, BCPS, BCCCP
Assistant Professor of Pharmacy Practice
School of Pharmacy–Worcester/Manchester
MCPHS University
Worcester, Massachusetts

Kathy Zaiken, PharmD
Professor of Pharmacy Practice
School of Pharmacy–Boston
MCPHS University
Boston, Massachusetts

Caroline S. Zeind, PharmD
Associate Provost for Academic and International Affairs
Chief Academic Officer
Worcester, Massachusetts and Manchester, New Hampshire,
    Campuses
Professor of Pharmacy Practice
MCPHS University
Boston, Massachusetts

Sara Zhou, PharmD
Certified Poison Information Specialist
Adjunct Assistant Professor
Regional Center for Poison Control Serving Massachusetts and Rhode
    Island
Boston Children's Hospital and MCPHS University
Boston, Massachusetts

Kristin M. Zimmerman, PharmD, CGP, BCACP
Associate Professor
Department of Pharmacotherapy & Outcomes Science
Virginia Commonwealth University
Richmond, Virginia

目　录

第六篇 免疫失调

Steven Gabardi

第 32 章　药物过敏反应

Greene Shepherd and Justinne Guyton

核心原则	章节案例
❶ 药物变态反应是药物不良反应的一种,通常由免疫系统所介导。虽然变态反应通常不可预测,但仍然有一些已知的因素可以影响变态反应发生的频率,如年龄、性别、遗传因素、既往药物暴露史、用药剂量和途径等。详细的药物使用史是协助诊断药物变态反应的关键。	案例 32-1(问题 1 和 2) 表 32-1
❷ 青霉素皮试是协助判断患者是否会对此类药物真正发生变态反应的一个重要的诊断工具。有青霉素变态反应史的患者再次使用青霉素时,如皮肤划痕试验和皮内试验结果均为阴性,仍可以安全地使用 β-内酰胺类抗生素。	案例 32-1(问题 3) 表 32-4
❸ β-内酰胺类抗生素之间存在不同程度的交叉反应。在不能进行皮试的情况下,了解交叉反应的发生频率对于确定治疗方案非常重要。据报道,青霉素和头孢菌素之间发生交叉反应的频率为 5%~15%,但实际可能低得多。随着新的头孢菌素的使用,青霉素过敏的患者在使用头孢菌素时,发生过敏反应的风险逐渐降低,使用三、四代头孢菌素时风险最低。青霉素类和碳青霉烯类或单环 β-内酰胺类之间交叉反应的频率很低(约 1%)。	案例 32-1(问题 4)

过敏反应

❶ 过敏反应是一种严重的变态反应,发作迅速并可导致死亡。它是由组织肥大细胞和外周血嗜碱性粒细胞产生的免疫介质快速释放所致。症状表现为接触过敏原(最常见为食物、昆虫叮咬及药物)的数分钟内,出现手、足及腹股沟瘙痒、潮红、头晕、低血压及心动过速、呼吸困难等。迅速识别和治疗是确保良好预后的关键。	案例 32-2(问题 1 和 2) 表 32-2
❷ 肾上腺素是治疗过敏反应的首选药物,一旦怀疑发生过敏反应,应立即给予。每隔 5 分钟在大腿外侧肌肉注射一次肾上腺素以控制症状。由于肌内注射吸收迅速且易于给药,故优于皮下注射及静脉注射。将患者置于头低足高位,可根据需要给予二线治疗,包括吸氧、静脉补液以及雾化吸入 β-受体激动剂。虽然没有数据显示抗组胺药物和糖皮质激素对治疗结果有影响,但这两种药物也常用于治疗过敏反应。	案例 32-2(问题 3) 表 32-5

全身性反应

❶ 全身性的超敏反应可表现为各种方式,包括药物热、血清病、溶血性贫血、血管炎和自身免疫功能紊乱。肺、肝、肾、造血系统等特定的器官和系统也可能成为药物变态反应作用的靶点。	案例 32-3(问题 1) 案例 32-4(问题 1 和 2) 案例 32-5(问题 1 和 2) 表 32-6,表 32-7,表 32-8

假性变态反应

❶ 假性变态反应是指表现为变态反应的临床症状和体征,但并非免疫机制介导的药物反应。假性变态反应可以是相对良性的(如万古霉素引起的红人综合征),也可有潜在的危及生命的可能,临床上类似于免疫介导的变态反应,例如由造影剂所引起的假性变态反应。许多药物都可引起假性变态反应,如阿司匹林、非甾体抗炎药、阿片类、血管紧张素转换酶抑制剂和注射性铁剂。

案例32-6(问题1、2和5)
案例32-7(问题1)
表32-9

❷ 假性变态反应的处理与真正的变态反应相同。

案例32-6(问题3和4)
案例32-7(问题2)

变态反应的预防与处理

❶ 对变态反应及其诱因详细的描述,鉴别药物变态反应和药物不耐受,并做好关于该反应的记录及沟通,是预防有变态反应史的患者发生变态反应的关键。

案例32-1(问题1和2)
案例32-8(问题1)

❷ 在一些案例中,患者必须使用曾导致明显变态反应的药物进行治疗时,为使治疗顺利进行,可能需要诱导耐受(或脱敏)。诱导耐受是指开始给予患者亚致敏剂量的过敏药物,然后逐渐增大剂量,直至达到调整患者反应的目的为止。一旦成功诱导耐受,患者必须持续使用该药物以保持耐受状态。诱导耐受不能用于有严重非IgE介导反应病史的患者,如肝炎、溶血性贫血、Stevens-Johnson综合征或中毒性表皮坏死松解症等。

案例32-9(问题1、2和4)

❸ 经口服诱导耐受优于静脉注射途径。在脱敏过程中患者可能会有轻微的反应,但严重的反应是很罕见的。即便是成功脱敏后,患者在足量治疗时仍然可能发生变态反应。

案例32-9(问题2和3)

❹ 分级药物激发试验(又叫增量试验)是指给予患者亚治疗剂量的药物,以确定他们是否过敏。与诱导耐受相比,分级药物激发试验通常初始剂量更高,涉及步骤更少。分级药物激发试验更适用于以下患者,药物过敏史较为久远或者不清楚,反应较轻微或者无法采用诊断测试,又或者预计发生交叉反应的可能性很低。药物激发试验不能用于有严重非IgE介导反应史的患者,如肝炎、溶血性贫血、Stevens-Johnson综合征或中毒性表皮坏死松解症等。

案例32-9(问题1)

药物不良反应发生率在住院患者中高达20%,门诊患者中高达25%。研究发现,6%的住院患者其入院原因是药物不良事件。免疫机制介导的药物不良反应(通常也叫药物变态反应或过敏反应)约占药物不良反应的1/3,可能影响10%~15%的住院患者[1-4]。一项超过36 000例住院患者的研究发现,明确发生意外不良事件为731例,其中1%为严重的、危及生命的变态反应[5]。与药物变态反应相关的潜在的发病率和死亡率非常显著。

定义

类似免疫反应的药物不良反应被称为药物超敏反应(drug hypersensitivity reactions, DHRs)。真正的药物变态反应都会涉及药物特异性抗体或T细胞[1]。临床上,通常根据DHRs在药物治疗中的发生时间将其分为速发型和迟发型反应。速发型反应在药物暴露的几小时内发病,通常由IgE介导。而迟发型反应在药物治疗开始后的几日之后发病,通常由T细胞介导。见表32-1。

发病机制

DHRs的发生不能归因于单一的免疫病理学机制。传统认为,药物变态反应的发生有2个阶段:早期致敏及后期诱发[6]。大多数药物都是小分子物质(<1 000Da),不足以激发免疫应答。药物或者代谢物与转运蛋白共价结合,即发生致敏[1,7]。这种药物-蛋白(或者药物代谢物-蛋白)复合物足以诱导药物特异性的T或者B淋巴细胞以及IgM、IgG和IgE的产生。一旦再次接触该药物,患者可能出现过敏症状[7]。这就是β-内酰胺类抗生素引发的变态反应的发生机制。然而,这种理论并不能解释某些过敏现象。例如,一些化学惰性的药物(既不能形成稳定的共价键也没有活性代谢物的药物)仍然可以引发变态应答。例如利多卡因及甲哌卡因。此外,某些患者初次接触一个药物时就发生严重的变态反应,一些变态反应在药物暴露后迅速发

表 32-1

药物变态反应的免疫分型

类型	免疫反应类型	病理学	临床症状	反应发生的时间
I	IgE	肥大细胞和嗜碱性粒细胞脱颗粒	过敏性休克 血管性水肿 荨麻疹 支气管痉挛	服药后的 1~6 小时内
II	IgG 和补体	IgG 和补体依赖性细胞毒性	血细胞减少	使用激发药物后的 5~15 日
III	IgM、IgG、补体或 FcR	免疫复合物沉积	血清病 荨麻疹 血管炎	血清病或荨麻疹发病在使用激发药物后的 7~8 日,血管炎在使用激发药物后的 7~21 日
IVa	Th1(IFN-γ)	单核细胞性炎症	湿疹	使用激发药物后的 1~21 日
IVb	Th2(IL-4 和 IL-5)	嗜酸性粒细胞性炎症	斑丘疹 DRESS 综合征	斑丘疹在使用激发药物的 1 日到数日内发病,DRESS 综合征在开始使用激发药物的 2~6 周内发病
IVc	毒性 T 细胞(穿孔素、颗粒酶 B FasL)	由 CD4 或 CD8 介导的角质形成细胞凋亡	斑丘疹 脓疱疹 Stevens-Johnson 综合征(SJS/TEN)	固定型药疹在使用激发药物的 1~2 日后 SJS/TEN 在使用激发药物后的 4~28 日发病
IVd	T 细胞(IL-8/CXCL8)	中性粒细胞性炎症	急性泛发性发疹性脓疱病	通常在使用激发药物后的 1~2 日(但也可能更长)

来源:Demoly P et al. International consensus on drug allergy. *Allergy*. 2014;69:420.

生,时间短于产生新抗体预期所需时间。为了阐明这些现象,已经提出了其他模型来解释变态反应。直接药理相互作用概念为这些现象提供了一种解释。此模型表明,一些药物可以直接以可逆、非共价键的方式连接到 T 细胞受体上[8]。药物-T 细胞受体复合物与主要组织相容性复合物(MHC)分子相互作用,导致针对该药物的 T 细胞激活与扩增[9]。

最近的研究证明了药物变态反应发生的另外的机制。其中,在具有特定 HLA 变体的患者中,阿巴卡韦和卡马西平可以通过非共价相互作用而改变抗原结合槽的形状和化学性质。这些改变导致内源性多肽被识别为外源性物质并激活 T 细胞。该过程被称为改变的谱系模型[10,11]。毫无疑问,过敏反应涉及的过程很复杂,可能包含各种理论的组合。半抗原致敏,直接药理学相互作用和改变的谱系模型三者之间互不排斥,有兴趣的读者可以参考更加深入的文献[12]。

易感因素

已知可影响变态反应发生率的因素可分为药物相关因素及患者相关因素[3]。有过敏性鼻炎、哮喘或者变应性皮炎史的患者发生全身性药物变态反应时,程度往往比其他人更严重[3,13,14]。

年龄和性别

儿童致敏性较成人低,推测是因为儿童累积的药物暴露更少[1,13]。女性比男性患者更易发生变态反应(2.3∶1),但因反应类型、药物、患者年龄和环境的不同而有所差异[3,14]。

遗传因素

家族性变态反应虽然罕见,但已有报道[15]。一个人的基因排列将影响其药物代谢能力,也可能影响 DHRs 的发生率[12,16-18]。人类主要组织相容复合物由 6 号染色体上的一组被称为人类白细胞抗原(human leucocyte antigen,HLA)系统的基因编码。HLA 的变异可能是药物过敏的最重要的遗传决定因素[12]。

药物代谢酶的遗传差异可以解释某些个体对药物变态反应和超敏反应的易感性[12]。这些多态性的表达的表型包括弱代谢者(具有非功能性等位基因而代谢活性减弱)和超快代谢者(具有多个功能基因而代谢活性增强)[18,19]。

慢乙酰化型的人有磺胺类药物过敏的风险,并且在使用普鲁卡因胺或者肼屈嗪治疗时,更易产生抗核抗体(antinuclear antibodies,ANA)和系统性红斑狼疮(systemic lupus erythematosus,SLE)的症状[20]。抗惊厥药物超敏综合征,特点为发热、全身皮疹、淋巴结肿大和内脏器官受累,与其相关性最高的是芳香族抗惊厥药物(如苯巴比妥、苯妥英钠及卡马西平)。这些化合物通过细胞色素 P-450 酶氧化为具有抗原性的芳烃氧化物。环氧化物水解酶遗传缺陷的患者不能清除形成的抗原,发生药敏综合征也叫 DRESS 综合征

(drug rash with eosinophilia and systemic symptoms,药物性皮疹伴嗜酸粒细胞增多和全身症状)的风险增加[21]。多态性也可能是头孢克洛引起的血清病样反应的原因[19]。

虽然药物代谢酶的基因多态性可以解释某些变态反应,但是主要组织相容性复合体(major histocompatibility complex,MHC)的基因变异可能更为重要[12,16]。HLA 多态性主要涉及抗原结合槽,从而使由不同 HLA 同种异型选择的肽抗原库变得多样化。一些重要的 DHRs 与特异的 HLA 等位基因有关。例如,HLA-B * 1502 与卡马西平(CBZ)、苯妥英和拉莫三嗪引发的 SJS 风险增加(OR 17.6)有关[16]。HLA-B * 1502 在中国南部、泰国、马来西亚、印度尼西亚、菲律宾和中国台湾的发生率为 10%~15%,在其他南亚人群中的包括印度人中的发生率为 2%~4% 或更高。在日本和韩国(<1%)和欧洲高加索人(0~0.1%)中并不常见。

与阿巴卡韦相关的潜在危及生命的超敏综合征与HLA-B * 5701 单倍型密切相关[12,22-25]。HLA-B * 5701 预测阿巴卡韦超敏反应的阳性概率可达 100%,而缺失 HLA-B * 5701 的阴性预测值为 97%[25]。这种单倍型在白种人中比其他人种更为常见,这解释了白人患者对这种严重反应的易感性。在使用阿巴卡韦治疗前对这种单倍体进行基因筛查显著减少了超敏反应的发生率[25]。将来,希望有更多的基因筛查以识别那些与危及生命的超敏反应(如过敏反应、肝毒性、恶血质、Stevens-Johnson 综合征、中毒性表皮坏死松解症)有关的基因。

更加全面和最新的与免疫介导的药物不良反应相关的等位基因列表可在以下网站查询:https://www.pharmgkb.org/。

相关疾病

虽然基因毫无疑问在超敏反应中发挥了作用,但是环境因素(例如伴随疾病)同样也发挥了一定作用。例如,伴有 Epstein-Barr 病毒感染(如传染性单核细胞增多症)、淋巴细胞白血病或者痛风的患者在使用氨苄西林治疗时更易出现斑丘疹样皮疹[26]。疱疹病毒或者 Epstein-Barr 病毒感染也被认为与 DRESS 综合征相关[26];HIV 阳性患者中,甲氧苄啶-磺胺甲噁唑变态反应的发生率比 HIV 阴性人群高 10倍[22]。肝脏或肾脏疾病可能会改变活性药物代谢物的代谢与消除,从而增加变态反应的风险。

既往用药史

使用以前有变态反应史的药物,或采用与其免疫化学反应相似的药物,是导致诱发变态反应的最可能的危险因素[1,26]。一个常见的例子,例如对青霉素有严重变态反应史的患者,应该避免使用所有与青霉素结构相关的化合物,而且在使用 β-内酰胺类抗生素时,应考虑发生过敏反应的可能性[1,26]。

药物相关因素

药物剂量、暴露频率以及给药途径都可以影响药物变态反应的发生率。例如,青霉素引起溶血性贫血需要持续的高浓度药物诱发[27]。对于 β-内酰胺类抗生素 IgE 相关的变态

反应而言,频繁地间歇性用药,比持续用药更易导致药物过敏[21]。给药途径对于既往已经致敏患者的致敏以及变态反应都是很重要的。局部给药的致敏风险最大,其次是皮下、肌内及口服给药。静脉注射(intravenous,IV)是最不易致敏的给药途径[23]。但是,如果患者已被某种药物致敏,静脉注射该药物发生变态反应的风险最大,口服给药的风险最小。这是由于药物传递速度不同引起的[28]。多种药联合使用发生变态反应的风险更高。这可能与多种药合用时,对代谢途径的需求增加,导致活性代谢物的蓄积有关[28]。

作为过敏原的药物和免疫分型

虽然有修改药物变态反应命名和分型的建议[29],但 Gel 和 Coombs 分类依旧是最为常用的。在这个分类法中,药物变态反应可分为四个类型(见表32-1)[1]。

类型 I:速发型超敏反应

I 型反应通常是由免疫球蛋白 IgE 所介导的。初次接触某种抗原导致组织肥大细胞及血液嗜碱性粒细胞表面产生特异性 IgE 抗体。再次接触该抗原时,抗原与两个或者更多的表面结合 IgE 抗体交叉连接,引发包括组胺、类胰蛋白酶、白三烯、前列腺素及细胞因子在内的多种化学介质的释放[28]。

在初次接触和致敏之后,需要几周时间才能引发 I 型反应。但是,一旦致敏,由于抗体已存在,I 型反应可以在数分钟之内爆发。此外,通过任何途径再次与少量致敏药物相接触,均可发生 I 型反应[28,30]。免疫介导的过敏反应是 I 型反应的经典案例。临床上与过敏反应相似但不涉及免疫介质(抗体)的反应,被称为过敏样反应(anaphylactoid)或假性变态反应(pseudoallergic reactions)(见案例 32-6,问题 1)。

类型 II:细胞毒性反应

细胞毒性反应涉及与 IgG 或 IgM 的相互作用,有三种不同的发生机制(见表32-1)。细胞毒性反应常见的临床表现包括溶血性贫血、血小板减少、粒细胞减少症。青霉素引起的溶血性贫血是细胞毒性药物反应最为人所知的例子。此反应一般在大剂量青霉素治疗的 7 日后出现[27]。

类型 III:免疫复合物介导的反应

血清中形成的药物-抗体复合物通常沉积在血管壁,诱发免疫复合物介导反应,导致补体激活和血管内皮细胞损伤[30]。该反应暴露后 7~21 日内出现,通常表现为发热、荨麻疹,关节痛和淋巴结肿大,这些反应也被称为血清病[26,30]。

类型 IV:细胞介导(迟发型)反应

在细胞介导(迟发型)反应中,抗原与致敏 T 淋巴细胞结合。尽管可能发生全身反应,细胞介导反应最常见的还是接触性皮炎。由于被激活的 T 细胞类型不同,相应的释放的细胞因子及效应细胞募集的模式不同,所以迟发型超敏反应的临床表现多样。每种细胞因子释放模式募集特定

的效应细胞,例如巨噬细胞,中性粒细胞或者其他 T 细胞,从而引发该反应的特定临床表现。基于这一认识,Ⅳ 型反应被进一步分为 Ⅳa、Ⅳb、Ⅳc 和 Ⅳd,对应各自所涉及的 T 细胞和效应细胞的 4 种特定模式[31]。

理解免疫发病机制有助于变态反应的诊断及治疗。但是,许多药物发生变态反应的确切免疫机制还不清楚[26]。另外,患者经常表现为多于前述一种反应的多种症状。多种药物同时使用,也使致敏药物的确定变得困难。因此,详细的用药史和诊断试验对于患者得到恰当的诊断和治疗是非常必要的。

诊断

变态反应的特点

从诸多药物不良反应中识别和区分药物变态反应是诊断的第一步。为了达到这个目的,需要充分了解药物变态反应的区别性特征(表 32-2)[26]。

表 32-2
药物变态反应的临床特点

- 不可预见
- 只在易感个体中发生
- 与已知的药理学特性无关
- 初次接触抗原时需要经历诱导阶段,再次接触时则不需要
- 剂量远低于治疗剂量时即可发生
- 可影响大多数器官,但常常累及皮肤
- 最常见临床表现包括红斑或斑丘疹样皮疹,也包括血管性水肿、血清病综合征、过敏反应和哮喘
- 在小部分人群中发生(10%~15%)
- 停止治疗后消失,再次给予小剂量与可疑药物化合物结构相似的药物后复发
- 脱敏疗法可能有效

来源:Schnyder B. Approach to the patient with drug allergy. *Immunol Allergy Clin North Am.* 2009;29:405;Demoly P et al. International consensus on drug allergy. *Allergy.* 2014;69:420.

案例 32-1

问题 1:J. A. ,73 岁,女性,因褥疮感染入院。培养结果为金黄色葡萄球菌,对苯唑西林、头孢唑林和万古霉素均敏感。询问病史时,J. A 自诉过去使用青霉素时发生过皮疹。她目前的药物治疗方案包括:多库酯钠 100mg 口服,每日 2 次,依那普利 5mg 每日清晨口服,泼尼松 20mg 口服,每日 1 次,布洛芬 800mg 口服,每日 3 次。为了判断 J. A 的皮疹是否是药物变态反应,应该收集哪些信息?

采集详细的用药史是诊断变态反应最有价值的一步(表 32-3)。这有助于获取必要的信息,用以判断此反应是

否是药物变态反应,并确定可疑药物。询问患者以前的变态反应和药物治疗情况时,记录患者以前用过有反应或无反应的药物非常重要。有时,这可以提醒临床医师该患者可能对某些特定类型的化合物有反应。另外,获得的信息能帮助临床医师了解药物反应的特征,并了解今后患者接触到相同或免疫学类似的化合物时会有什么表现。

表 32-3
详细用药史

- 药物名称
- 给药途径
- 用药原因
- 反应特性和严重程度
- 药物和反应之间的时间关系(剂量、起始时间、持续时间、在治疗过程中何时发生反应)
- 既往过敏史
- 何时发生反应(数日、数周、数月还是数年)
- 家庭成员中类似反应的发生情况
- 以前是否接触过相同或结构相似的药物
- 同时使用的药物
- 发生反应后的处理方法(停药后反应如何;处理反应所需的治疗方案)
- 治疗效果
- 既往诊断试验或再激发试验的结果
- 其他药物问题(如果有)

来源:Khan DA,Solensky R. Drug allergy. *J Allergy Clin Immunol.* 2010;125(2 Suppl 2):S126;Celik G. Drug allergy. In:Adkinson NF,ed. *Middleton's Allergy:Principles and Practice.* 7th ed. St. Louis,MO:Mosby;2008:1205.

用药与过敏反应发生之间的时间关系通常是证明对于某种药物发生变态反应最有力证据。如果在反应发生之前,患者已长期服用某种药物,那么与近期初次或再次服用的药物相比,该药与过敏反应的相关性较低[26]。确定不良反应何时发生同样重要。多年来,很多化合物被重构,从而去除了其中的致敏杂质(如青霉素、万古霉素)。因此,再次接触该制剂可能不会出现不良事件。通过询问患者在首次发作后是否接触过同一类型其他药物的过敏反应,有助于判断患者再次服用该药是否会发生过敏反应。将患者正在服用的所有药物、剂量和起止日期罗列出来,将其与该反应发生和消失的时间进行比较会很有帮助。

案例 32-1,问题 2:通过进一步询问,J. A. 说大约 2 年前,使用氨苄西林治疗肾脏感染时出现过荨麻疹。开始用抗生素后,1 日之内皮疹遍布全身,停药 2 日后皮疹消失。后来选择环丙沙星完成治疗。在氨苄西林致皮疹期间,她否认有病毒感染。她否认在这次药物反应之前使用青霉素有任何的不良反应。否认皮疹出现前近期的治疗方案曾有变化。为什么 J. A. 很可能对青霉素过敏呢?

从 J. A. 的用药史中获取的一些有用的信息,可以用来判断青霉素引起变态反应的可能性。J. A. 开始使用氨苄西林后不到 1 日就出现皮疹,且没有额外使用其他药物,所以,皮疹很可能是由氨苄西林引起的。

另一种确定潜在药物诱发变态反应的方法是检查患者的用药记录,判断患者是否使用了一种经常引发变态反应的药物。例如,阿莫西林和氨苄西林是三种最易引起皮疹的药物中的两种[27]。

J. A. 过去使用青霉素从未出现过任何药物不良反应,直到再次接触时出现荨麻疹(一种常见的过敏表现)。这种反应出现的顺序遵循变态反应的典型模式。变态反应通常需要一个诱导期使患者对抗原致敏。然而,一旦致敏,只要再次接触,变态反应症状通常会迅速出现[26]。因此,既往接触过相同或结构相似的化合物都需要被记录下来。

最后,评估其他可能引发类似药物变态反应的医疗问题(见"相关疾病")也很重要。氨苄西林诱发的皮疹通常发生在伴有 EB 病毒感染的患者[32]。J. A. 否认其出疹时伴有病毒感染,因此,这更加证明在她身上发生的皮疹是变态反应的表现。

皮试

案例 32-1,问题 3:J. A. 适合做青霉素皮肤过敏试验吗?

虽然 J. A. 的用药史强烈提示她对青霉素过敏,但是,

皮试和药物激发试验将更加确定她的药物变态反应。青霉素降解为主要抗原决定簇(95%)和次要抗原决定簇(5%)。青霉噻唑是青霉素的主要代谢产物,称为主要抗原决定簇。其他的衍生物被称为次要抗原决定簇。其中,母体化合物(青霉素)、青霉噻唑盐和青霉吡唑酸盐是与变态反应最相关的次要抗原决定簇。"主要抗原决定簇"和"次要抗原决定簇"是指针对这些具有抗原性的青霉素代谢产物-蛋白质复合物形成抗体的频率。这些名词并不能描述变态反应的严重程度。实际上,主要抗原决定簇负责加速反应而不是引起过敏反应。次要抗原决定簇负责引发过敏反应与速发型全身反应。

含有这些决定簇皮试可用于确定患者是否有青霉素特异性的 IgE 抗体。在市售的针对青霉素主要抗原决定簇的皮试抗原是青霉噻唑酰多聚赖氨酸(PPL;Pre-Pen)。在断货多年后,它最近被重新引进美国[33]。使用 Pre-Pen 进行皮试是安全有效的方法(表 32-4),只有不到 1% 的阳性反应者发展为全身反应[34]。在那些假阴性患者中,即使给予青霉素后,反应也较轻微,并且大多数患者不需要停药[26,34]。PPL 皮试可确定 80% 对青霉素过敏的患者。在补充针对青霉素次要抗原决定簇的皮试后,99.5% 对青霉素过敏的患者可被确诊[26]。在次要抗原决定簇中,在美国只有青霉素 G 可以使用,而欧洲及澳大利亚已经有一种次要抗原决定簇混合物上市[35]。

表 32-4

青霉素皮试过程

制剂	过程	解释
青霉噻唑酰多聚赖氨酸(Pre-Pen)	划痕试验,一滴原液(6×10^{-5} mol/L)[a]	没有风团或红斑,或 15 分钟后风团直径<5mm:进行皮内注射试验
主要抗原决定簇		15 分钟内风团或红斑直径为 5~15mm 或者更大:选择替代制剂,如果没有替代药物进行脱敏疗法
PPL	皮内注射试验:注射足量 PPL 以产生一个直径 3mm 的硬结[a] 生理盐水:阴性对照 组胺:阳性对照(非强制;怀疑患者无反应性时有用)	20 分钟后观察:阴性结果:初始硬结大小未增加,或不大于对照部位 阳性结果:瘙痒且初始硬结增大至 5mm 以上,且大于生理盐水对照;选择替代制剂,如无替代药物,进行脱敏疗法
青霉素 G 钾(>1 周)最重要的次要抗原决定簇	划痕试验,1 滴 10 000U/ml 溶液	与用 PPL 划痕试验相同(同上)
青霉素 G 钾	皮内注射试验:0.002ml 10 000U/ml 的溶液 使用 10 100 或 1 000U/ml 溶液进行系列测试,即便是有明显过敏史或严重反应的人亦可使用	与用 PPL 皮内注射试验相同(同上)

[a] 开始用 PPL 进行皮肤划痕试验,如果没有风团或皮肤红斑出现,再行皮内试验。
PPL,青霉噻唑酰多聚赖氨酸
来源:*Pre-Pen benzylpenicilloyl polylysine injection solution* [*package insert*]. Round Rock,TX:ALK-Abelló,Inc;2015. http://penallergytest. com/app/ uploads/sites/2/Pre-Pen-Package-Insert.pdf **Accessed** July 20,2017.

关于 34 位据称是"青霉素过敏"的患者在住院期间需要使用 β-内酰胺类抗生素报导,证实了皮试的阴性预测价值。每一个随后的青霉素皮试结果为阴性的患者均未发生药物过敏反应[36]。

青霉素及其代谢产物与蛋白质结合后就具备抗原性,当患者再次接触时就发生过敏反应。在有青霉素过敏史的患者中,皮试结果受既往变态反应距今时间和既往反应特性的影响。反应后 6~12 个月皮试阳性率最高,而后随时间逐渐下降。一项研究发现,皮试阳性的患者只有 40% 有过敏史,17% 有荨麻疹史,7% 有斑丘疹样皮疹史[37]。使用抗组胺药物的患者不宜做皮试,因为此类药物会阻碍机体对抗原的反应而导致误诊。对于正在服用抗组胺药物(如 H_1 或 H_2 受体拮抗剂)或因患有严重的皮肤病而不能做皮试的患者,可采用体外方法检测针对青霉素主要及次要抗原决定簇的特异性 IgE 抗体。

为了确定皮试是否适合 J. A.,必须权衡利弊。因为上一次过敏反应大约发生在 2 年前,如果那次反应真的是对氨苄西林的变态反应,那么 J. A. 仍有皮试阳性的可能性。用 PPL(主要抗原决定簇)和青霉素 G(次要抗原决定簇)进行皮试有助于确定 J. A. 是否会由青霉素或其衍生物引发荨麻疹或过敏反应。J. A. 目前正在服用泼尼松,这不会改变皮试结果,因为皮质类固醇类药物对 IgE 介导的速发型超敏反应影响很小。青霉素皮试造成严重全身反应的风险很小。

对青霉素过敏的患者最实用的方法就是避免使用此药。在必须使用青霉素的情况下,青霉素皮试将会很有用处。

交叉反应

案例 32-1,问题 4:J. A. PPL 划痕试验,结果为阴性;但是做皮内注射试验结果却为阳性。对于 J. A. 的感染应该选用哪种治疗方案呢?

J. A. 皮试为阳性反应,因此应避免使用所有的青霉素衍生物。针对头孢菌素和其他 β-内酰胺类抗生素的皮试尚未投入商业使用。虽然已经有人提出头孢菌素皮试(即点刺后皮内注射),但是尚无前瞻性试验评价过这种方案,且这一操作并非完全没有风险[38,39]。因此,临床医师们必须依靠交叉反应资料来决定青霉素过敏的患者是否可以应用非青霉素类 β-内酰胺类抗生素(如头孢菌素)。

据报道,5%~15% 的患者存在青霉素和头孢菌素之间的交叉反应(如交叉抗原性)[34,37]。但是,因为上述比例是通过回顾患者的药物过敏史而获得的,而不是客观的皮试结果,因此,真正的交叉反应发生率可能低得多。

青霉素过敏的患者发生头孢菌素过敏的风险随着新的头孢菌素的使用而逐渐减小:一代头孢菌素为 5%~16.5%,二代头孢菌素为 4%,三、四代头孢菌素为 1%~3%[40]。青霉素过敏的患者使用更高级别头孢菌素发生

严重变态反应的风险不会比使用其他任何抗生素的风险更高[51]。青霉素及头孢菌素之间的交叉反应归因于它们共同的 β-内酰胺环结构,然而很大一部分青霉素类、头孢菌素类以及青霉素类和头孢菌素类之间的交叉过敏反应可以用侧链特异性反应来解释[38,41,42]。对 30 位头孢速发变态反应患者的研究发现,对青霉素决定簇产生反应的数量低于 20%(皮试阳性和/或放射变应原吸附试验阳性)[42]。(放射变异原吸附试验是检测与超敏反应相关的 IgE 抗体的放射性免疫试验。)这一交叉反应率明显低于早期的报道(高达 50%)。但是,该研究的结果可能是由于更多地使用三代头孢菌素而不是一代头孢菌素,因为一代头孢菌素的结构与青霉素更加相似。观察资料提示 30% 对青霉素发生速发反应的患者使用过阿莫西林,这更加支持 β-内酰胺类侧链特异性反应的重要性[43]。研究发现 2%~38% 的阿莫西林过敏的患者中与头孢羟氨苄有交叉反应,二者都有相同的侧链[30]。氨苄西林过敏的患者对于有相同侧链的头孢菌素类抗生素(如头孢氨苄、头孢克洛、头孢拉定及劳拉卡帕)也可能发生变态反应[7]。一些患者可能对多种药物过敏,在应用这些药物(以及其他非 β-内酰胺类药物)时表现出类似于青霉素反应的变态反应[37]。

研究人员对青霉素与碳青霉烯类(亚胺培南,美罗培南,厄他培南,多利培南)以及单环 β-内酰胺类(例如,氨曲南)之间的交叉反应也进行了相关研究。112 名对青霉素有速发反应病史且青霉素皮试阳性的患者,接受亚胺培南西司他丁皮试,只有一名患者(0.9%)皮试结果为阳性。逐渐增加亚胺培南西司他丁的肌注剂量,剩下的 111 名患者中 110 人仍然未观测到任何反应[44]。与之类似,108 名对青霉素有速发超敏反应且青霉素皮试阳性的儿童,接受了美罗培南的皮下注射皮试,1 名儿童(占比 0.9%)皮试结果为阳性,对剩下的 107 名儿童逐渐增大美罗培南的肌注剂量,未发现变态反应[45]。青霉素类和单环 β-内酰胺类(氨曲南)之间似乎也没有严重的交叉反应[46]。然而,头孢他啶和氨曲南有一个相同的侧链,这两种抗生素存在交叉过敏反应的证据[47]。

虽然选用合适的头孢菌素进行脱敏治疗对于 J. A.(见案例 32-9,问题 1)来说是一种选择,但她的感染并非是致命的,其病原体可能对其他抗菌药物也敏感。在这种情况下,使用其他的非 β-内酰胺类抗生素治疗是明智的。如果 J. A. 进行了头孢皮试且结果为阴性,那么可以不考虑其过去的阳性史,谨慎地以小剂量(即"试验"剂量)作为初始剂量,开始头孢菌素的治疗[37]。

全身性反应

药物变态反应分为 3 大类:全身性反应、器官特异性反应和假性变态反应。全身性反应涉及多个器官和系统,临床表现多样。本章中介绍的全身性药物反应包括过敏反应、血清病性反应、药物热、过敏性血管炎、药物性血管炎及自身免疫性药物反应。

过敏反应

问题 1：L. P. ，85kg，29 岁，男性。因"前臂猫咬伤 2 日"到急诊科就诊。查体发现其处于中度应激状态，右手臂掌面有多处刺伤。伤口周围肿胀、红斑、触痛。L. P. 的病史中值得注意的是有运动性哮喘，按需使用沙丁胺醇气雾剂控制。3 年前行过腹腔镜阑尾切除术。既往无过敏史。予以杀菌肥皂清洁伤口，静脉注射 3g 氨苄西林/舒巴坦。氨苄西林/舒巴坦静滴 3 分钟后，L. P. 觉四肢针刺感和瘙痒感，皮肤潮红。1 分钟后出现头晕、呼吸困难及咽喉堵塞感。生命体征为：血压（BP）100/60mmHg（正常值 125/85）；心率 70 次/min（正常值 60）；呼吸频率 27 次/min（正常值 12）。胸部听诊发现气流受限和喘鸣音。诊断为过敏反应，并立刻给予抢救。以上有哪些主观和客观依据支持 L. P. 发生过敏反应的诊断？

过敏反应是一种严重的变态反应，起病迅速并且可以导致死亡[48]。如果满足以下 3 条临床标准中的一条，可拟诊为过敏反应[49]。

1. 急性发作（数分钟到数小时），累及皮肤、黏膜组织或二者均受累，并且至少有一种以下的反应：

  a. 呼吸障碍

  b. 血压下降或终末器官功能障碍症状

2. 患者接触可能的致敏原后，迅速发生以下 2 种或 2 种以上症状：

  a. 累及皮肤/黏膜

  b. 呼吸障碍

  c. 血压下降或相关症状

  d. 持续的胃肠道症状

3. 接触已知的过敏原后血压下降

过敏反应是由组织肥大细胞及外周血嗜碱性粒细胞迅速释放免疫介质而引起的。

过敏反应的症状多变，与给药途径、给药速度和变应原的剂量有关[30]。就像 L. P. 那样，症状通常在接触变应原后数分钟内出现，绝大多数反应在 1 小时内发生。少数情况下过敏反应可在接触过敏原几小时后发生，在首次发生后的 1~72 小时（通常在 8 小时内）可发生迟发反应或双相反应。总而言之，过敏反应的严重程度与发生速度直接相关。L. P. 多个器官发生过敏反应的症状。尽管几乎任何器官系统均可受影响，但皮肤、胃肠道（GI）、呼吸系统和心血管系统涉及频率最高，可单发或多发[30]。这些"休克器官"中含有的肥大细胞数量最多，故而最易受影响。

L. P. 表现的红斑（皮肤潮红）和手脚瘙痒，这些都是常见的过敏反应初发症状，腹股沟通常也可能受累。这些症状可发展为荨麻疹和血管性水肿，尤其多见于手掌、脚底、眶周组织和黏膜。L. P. 描述的咽喉堵塞感其实即为血管性水肿的早期表现（喉头水肿）（一部分患者描述为咽喉发紧或压迫感）。

过敏反应可累及上呼吸道和下呼吸道。L. P. 所出现的喘鸣音表明其上呼吸道受累。声嘶是上呼吸道受累的另一表现。另外，L. P. 感到呼吸急促、气流受阻，这说明其下呼吸道亦受累。L. P. 没有表现出哮喘或者急性肺气肿等其他累及下呼吸道的症状。呼吸系统症状可导致窒息和死亡。一项尸检调查报告显示，喉头水肿占死因的 25%，另外 25% 为急性肺水肿[50]。心血管系统症状同样凶险。循环衰竭和低血压性休克（过敏性休克）是由于外周血管扩张、血管渗透性增高、血浆渗漏、心输出量降低和血管内容量不足所致。因此，L. P. 出现的低血压是一种常见的心脏表现。心动过速也是常见的心脏并发症。L. P. 没有出现心率明显增快，可能是因为他正在服用 β-受体阻滞剂。过敏反应的其他心脏受累表现包括直接的心脏抑制效应和一系列心电图改变，如心律失常和心肌缺血。

尽管 L. P. 并未出现消化道症状，但诸如痉挛性腹痛、腹泻（可能为血便）、恶心和呕吐这些常见的 GI 症状，都属于过敏反应的临床表现[30]。总的来说，L. P. 累及多器官系统（如皮肤、呼吸、心血管系统）症状的迅速发作和进展，俊宇过敏反应相符合。从反应发生速度，涉及器官系统的数量和程度来看，L. P. 的过敏反应非常严重。尤其是他的呼吸系统和心血管系统症状，表明此反应可能会危及生命。

：过敏反应的发生机制是什么？是什么导致 L. P. 过敏反应的发生？

过敏反应发生的机制主要有三种[30]。第一型反应中，接触外源性蛋白质，无论是其自然状态，还是与转运蛋白相结合的半抗原，引起 IgE 抗体的形成。IgE 抗体与肥大细胞和嗜碱细胞表面受体相结合。当再次接触该抗原时，通过抗原-IgE 抗体形成和交联刺激细胞脱颗粒，从而导致肥大细胞和嗜碱细胞释放大量免疫介质。组胺是过敏反应的主要介质和主要的预先形成的细胞成分。组胺有多重效应，可引起血管扩张、荨麻疹、血管性水肿、低血压、呕吐、痉挛性腹痛和冠状动脉血流变化[30]。细胞脱颗粒可迅速生成白三烯（例如白三烯 C4 和 D，即众所周知的过敏反应中的慢反应物质）、血小板活化因子以及前列腺素，其他过敏介质（例如，类胰蛋白酶、糜酶、羧肽酶 A、肿瘤坏死因子及其他细胞因子和趋化因子）也同样会释放[30]。膜翅目毒液（如蜜蜂叮蜇）、胰岛素、链激酶、青霉素、头孢菌素、局部麻醉药和磺胺药等引起的过敏反应就是通过这种 IgE 介导的机制引起的。

过敏反应同样可以通过激活补体系统产生免疫复合物，随后形成过敏毒素 C3a、C4a 和 C5a 的途径发生。这些过敏毒素可以直接激活肥大细胞和嗜碱性粒细胞脱颗粒，释放免疫介质。2008 年，国际上报道了近 100 例接受肝素治疗，特别是那些进行透析治疗的患者发生过敏样反应最终死亡的案例，罪魁祸首是一种杂质（多硫酸软骨素），通过第二种机制引起相关症状[51,52]。

第三种机制是通过某些物质，如造影剂和其他一些高渗药物，直接刺激介质（主要为组胺）释放，导致过敏反应。此途径的具体机制尚不清楚，但不依赖 IgE 和补体系统。

此外，无法用某一特定机制解释过敏事件时，就可称之为特发性过敏反应[30]。

食物、昆虫叮咬和药物是引起过敏反应最常见的原因[53]。抗生素(尤其是β-内酰胺类和氟喹诺酮类)、非甾体抗炎药(nonsteroidal anti-inflammatory drugs, NSAIDs)、神经肌肉阻滞剂、造影剂、化疗药物及单克隆抗体是药物性过敏反应最常见的原因。L.P.过敏反应的发生最可能与第一个机制(即IgE抗体形成)有关。L.P.正在使用的药物是已知能导致过敏反应的抗生素。具体来说,L.P.可能在进行阑尾切除术之前按照标准操作流程预防性使用了β-内酰胺类抗生素,当时就激发了IgE抗体的形成。在急诊使用氨苄西林/舒巴坦之后,由于抗原-抗体复合物形成,导致细胞脱颗粒并发生过敏反应。L.P.的过敏反应和给予抗生素之间的时间关系同样强烈提示氨苄西林/舒巴坦是诱发剂。另外,L.P.也没有接触已知的能通过其他机制引发过敏反应的药物。应回顾L.P.的手术记录,以确认他之前确实接触过致敏抗生素。

案例32-2,问题3:根据上述L.P.的症状和体征及对他过敏反应原因的推测,应该采取什么样的治疗措施?

正如L.P.的临床表现,过敏反应具有迅速危及生命的特征,因此有效地控制过敏反应需要迅速识别和积极治疗干预。必须迅速评估过敏反应的严重程度,确定可能的药物,停止继续使用该药,如有可能,尽量减少可疑药物的吸收。最新的过敏反应治疗指南中,按照重要性顺序列出了以下治疗措施:肾上腺素、患者体位、吸氧、静脉补液、雾化吸入治疗、血管加压素、抗组胺药物、皮质类固醇和其他药物[49]。所有这些干预措施必须迅速进行,并严密监测患者状况。应立即并持续监测生命体征、心肺功能、氧合状况、心输出量,特别是组织灌注情况[30,49]。

虽然尚未完全明确氨苄西林/舒巴坦是过敏的真正原因,但仍应停用氨苄西林/舒巴坦,以避免进一步接触可疑的诱发药物。此外,应使用生理盐水冲洗前臂伤口,以清除残留的清洁剂,因为这也可能是过敏反应的原因。

过敏反应的药物治疗通常包括几类药物,如肾上腺素、抗组胺药物及皮质类固醇,旨在逆转过敏反应的临床表现并阻断相关的生物通路。然而,在最近的文献综述中,未能找到精心设计并妥善实施的、能够为这些药物的使用提供依据的随机对照试验[54-56]。这些药物的使用建议都是基于惯例、个例报道、案例分析和专家建议。

L.P.出现过敏性休克的早期征象,必须立即处理。肾上腺素是治疗过敏反应的首选药物,所有国家和国际指南都推荐将肾上腺素作为一线治疗药物[30,49,57]。研究表明,在过敏早期未及时使用肾上腺素是不良预后的危险因素。急诊科使用标准处方和自动注射器可增加过敏患者的肾上腺素利用率[58]。

肾上腺素的α-肾上腺素能效应可增加全身血管阻力,升高血压,同时减少黏膜水肿并缓解上呼吸道阻塞、血管性水肿及荨麻疹。这些作用可以对抗组胺和其他过敏反应介质的舒张血管及低血压效应。此外,肾上腺素的β-肾上腺素能效应可以促进支气管扩张及增加心率和心肌收缩力。

肾上腺素也能抑制嗜碱性粒细胞和肥大细胞释放介质。

肾上腺素的给药途径非常重要。大多数指南推荐肌内注射肾上腺素,使用1mg/ml(1:1 000)的溶液,按照0.01mg/kg计算用量,成人最大剂量为0.5mg,儿童为0.3mg。根据需要每5~10分钟于大腿外侧注射[58,59]。肾上腺素的剂量应该用质量浓度表示(例如,1mg/ml)而不是用比例(例如1:1 000)表示,因为这容易与心脏骤停时使用的肾上腺素浓度(1:10 000)混淆,造成剂量计算错误[57]。肾上腺素在骨骼肌中具有舒张血管的作用,且骨骼肌富含血管,所以吸收迅速。虽然某些指南推荐采用皮下注射途径给予肾上腺素,但由于皮下组织比骨骼肌的血管少,因此,肾上腺素的吸收速度不如骨骼肌快。另外,肾上腺素会导致皮下组织的血管收缩,导致吸收速度下降。研究表明,在健康受试者的大腿肌内注射肾上腺素,比皮下或在手臂肌内注射能够更迅速地达到较高的血药浓度[49]。目前,尚无针对过敏患者进行肾上腺素肌内或皮下注射给药的吸收速度和程度的研究,所以,无法提供在前臂肌内或皮下注射肾上腺素是否无效的证据[49]。当过敏患者多次肌注肾上腺素无效并/或进展为休克,或者心跳呼吸骤停迫在眉睫时,应静脉注射肾上腺素。休克所致的低心输出量和血容量不足,导致组织灌注减少,可能会影响皮下或者肌内注射的吸收。动物研究发现,间断静脉注射肾上腺素的获益是短暂的,持续静脉输入才能提供理想的结果[59]。对L.P而言,应在其大腿外侧按照0.5mg的初始剂量注射1mg/ml的肾上腺素溶液。然后每5分钟重复一次直到症状改善。

有证据表明,在过敏性休克期间,保持直立体位的患者往往预后不良[60]。将L.P.置于头低足高位(患者仰卧,头低脚高倾斜约45°)可能会通过增加重要器官的灌注而提高生存率。调整体位后,开始给氧,并静滴生理盐水,滴速应足以维持重要器官的灌注。生理盐水是补液首选,因为它比葡萄糖在血管内停留的时间更长,且不含能加重代谢性酸中毒的乳酸(如乳酸林格液)。由于血管舒张及液体由血管内向血管外的转移,过敏性休克的前十分钟,循环血液容量减少可达35%[49]。因此,强有力的液体复苏非常必要(例如,在第一个5分钟内,以5~10ml/kg的速度输入1~2L生理盐水)。治疗休克时,保障脑灌注必须始终优先于提高血压读数。

此外,还应考虑L.P.服用阿替洛尔的影响。当发生过敏反应时,服用β受体阻滞剂(无论是心脏选择性的还是非心脏选择性)的患者,都会比未服用β受体阻滞剂的患者更加严重,更加难以治疗。这可能是由于β受体阻滞剂对治疗过敏反应时注射的肾上腺素产生钝化效应,从而导致顽固性低血压、心动过缓及支气管痉挛[49]。如果给予初始剂量的肾上腺素后,L.P.的血压和心率没有迅速发生实质性改善,应静脉注射胰高血糖素(表32-5)。因为它不受β肾上腺素能阻断剂的影响,从而能提高心率和心肌收缩力。因为胰高血糖素可以引起呕吐,导致误吸风险,所以呼吸道保护很重要,尤其是对昏迷或反应迟钝的患者。研究者发现,对少数合并难治性低血压的过敏反应患者,亚甲蓝可能通过降低一氧化氮(一种已知的血管扩张剂)的浓度起效[53,60]。如果对肾上腺素及胰高血糖素反应不佳,可能需要使用其他血管加压剂[如多巴胺,2~20μg/(kg·min)]维持血压。过敏反应的二线治疗包括雾化吸入 β 受体激动剂、H₁ 和 H₂ 受体拮抗剂,以及皮质类固醇。鉴于 L.P. 严重的肺部反应,他应该接受雾化吸入 β 受体激动剂(如沙丁胺醇)。如果 L.P. 的呼吸状况在药物干预后没有改善,应该考虑气管插管。阿替洛尔不会降低沙丁胺醇的效果,因为阿替洛尔是一种心脏选择性 β1 受体阻断剂,而且剂量很低。由于组胺是过敏反应的主要介质,应该考虑静脉注射 H₁ 受体拮抗剂例如苯海拉明(50mg,每 6 小时 1 次直到症状消失)。同样的,给予 H₂ 受体拮抗剂也是常用的方法。两种治疗方法对患者都没有严重的风险,但正如前面提到的,也没有证据支持它们在治疗过敏反应中具有确切的疗效[55]。

表 32-5

过敏反应的药物治疗

药物	适应证	成人剂量	并发症
一线治疗			
肾上腺素	低血压、支气管痉挛、喉头水肿、荨麻疹、血管性水肿	肌内注射 1mg/ml(1∶1 000)的肾上腺素溶液,按照 0.01mg/kg 计算用量,最大剂量为 0.5mg,5min,PRN;若发展为心跳呼吸骤停,3min 内静脉注射 1~3ml 1∶10 000 肾上腺素(0.1~0.3mg) 250ml 生理盐水中加入 1ml 1mg/ml(1∶1 000)肾上腺素,以 4~10μg/min 的速度静脉输入 3~5ml 的 0.1mg/ml(1∶10 000)溶液气管内给药,10~20min,PRN	心律失常、高血压、神经质、震颤
氧气	低氧血症	吸氧浓度 40%~100%	无
沙丁胺醇		0.5ml 0.5%沙丁胺醇溶液加入 2.5ml 的生理盐水中雾化吸入(即 2.5mg)	心律失常、高血压、神经质、震颤
静脉补液	低血压	静脉输入 1L 生理盐水,20~30min PRN(可能需要高达 1~2ml/(kg·min)的输注速度)	肺水肿、CHF
二线治疗			
抗组胺药物	低血压,荨麻疹		
H₁ 受体拮抗剂[a]		静脉注射苯海拉明 25~50mg,持续 10~15min 口服 H₁ 受体拮抗剂在不太严重的情况下使用	嗜睡、口干、尿潴留、可能干扰后续反应症状
H₂ 受体拮抗剂[a]		静脉注射雷尼替丁 50mg,持续 10~15min 或静脉注射法莫替丁 20mg,持续 10~15min	
糖皮质激素[a]	支气管痉挛、患者经历长时间复苏或严重的过敏反应	肌肉/静脉注射氢化可的松琥珀酸酯 100mg,q3~6h,共 2~4 次或静脉注射甲泼尼龙 40~125mg,q6h,共 2~4 次	高血糖、液体潴留
多巴胺	肾上腺素难治性低血压	400mg 加入 500ml 5%葡萄糖溶液中,以 2~20μg/(kg·min)的速度输入	高血压、心动过速、心悸、心律失常
去甲肾上腺素	肾上腺素难治性低血压	4mg 加入 1L 5%的葡萄糖溶液中,以 2~12μg/min 的速度输入	心律失常、高血压、神经质、震颤
胰高血糖素[b]	难治性低血压	5min 内静脉注射 1mg 溶液,然后以 5~15μg/min 的速度输注	恶心、呕吐

[a] 这些制剂用作肾上腺素的添加治疗,虽然还没有对照试验证明其在治疗中的获益。要立即给予肾上腺素治疗,后续根据时间安排吸氧、静脉补液及二线药物治疗。

[b] 胰高血糖素对那些正在服用 β-肾上腺素能阻滞剂的患者可能特别更有用,因为它能同时增加心率和心肌收缩力而不依赖 β-肾上腺素能受体的阻断。药物选择和开始剂量应该是个体化的,需衡量安全性和有效性。

PRN,如果需要

最后，鉴于 L.P. 过敏反应的严重程度和肺部受累的情况，他也有静脉注射糖皮质激素的指征。甲泼尼龙 125mg，每 6 小时 1 次，共 4 次，可能对其病情有益且危险性最小。尽管使用普遍，但由于药物的延迟起效（起效时间一般为用药后 4~6 小时），糖皮质激素不会在反应的急性期起作用。虽然尚未得到较好的对照试验证实，糖皮质激素可影响过敏反应的延迟发作，可以防止或者减少双相反应的发生。他的病情已经危及生命，无需顾虑甲泼尼松对于 L.P. 糖尿病的影响。一旦病情稳定，L.P. 应马上转至重症监护病房，至少监护 24 小时，因为过敏反应有可能再次复发[30,49]。

血清病

血清病属Ⅲ型超敏反应。它是由于异种蛋白质或药物半抗原引起相应抗体的产生继而沉积于组织所引起的反应。典型的血清病临床表现包括发热、皮疹（95%）、淋巴结肿大、关节肿胀（10%~50%）[61-64]。症状一般出现于接触后 1~2 周，但对于已致敏的患者，在 2~4 日内可发生加速反应。实验室检查相对来说无特异性，诊断价值较低。例如，红细胞沉降率（erythrocyte sedimentation rate，ESR）和循环免疫复合物的血清浓度常常会升高。补体 C3 和 C4 浓度通常降低，而活化产物 C3a 和 C3a 右旋精氨酸升高。尿液检测可能会出现蛋白尿，血尿，或偶见管型[61-64]。

在大多数情况下，血清病反应轻微且具有自限性，在停用致敏剂后的数日到数周之内可消失。抗组胺药物和阿司匹林可用于减轻皮肤瘙痒及关节痛。一些病情严重的病例，可能需要应用糖皮质激素，并在 10~14 日内逐渐减量[61-64]。曾有一段时间，异源血清（例如，用兔或马血清制备抗胸腺细胞球蛋白）的使用是导致血清病的主要原因。然而，随着这些产品使用的减少，如今血清病最常见的诱因是青霉素和头孢菌素，同时生物制品（例如利妥昔单抗、英夫利昔单抗单抗及那他珠单抗）与血清病的关系也越来越密切[65,66]。

药物热

案例 32-3

问题1：M.M.，57 岁，女性。痛苦病容，因呼吸困难，吸气时右侧胸痛、发热、寒战，伴咳嗽 3 日入院。既往有高血压病史，予氢氯噻嗪治疗，血压控制良好；无药敏史。入院查体示：体温 38℃；呼吸频率 20 次/min；左侧胸部听诊可闻爆裂音；不吸氧情况下氧饱和度 85%；心率 85 次/min。胸片示左下肺叶渗出影。血白细胞计数 17 500/μl，分型为：多核中性粒细胞（PMN）83%（正常值 45%~79%）；杆状细胞 12%（正常值 0~5%）；淋巴细胞 10%（正常值 16%~47%）；嗜碱性粒细胞 0%（正常值 0~1%）；嗜酸性细胞 1%（正常值 1%~2%）。诊断为社区获得性肺炎，开始经验性治疗，给予头孢曲松 1g，每日 1 次静脉注射；阿奇霉素 500mg 静脉注射，每日 1 次，2L/min 流速吸氧治疗。其他药物包括对乙酰氨基酚 325mg 口服，体温>38℃时，每 4~6 小时 1 次；法莫替丁 20mg 口服，

每日 2 次；氢氯噻嗪 12.5mg 口服，每日 1 次。72 小时后，M.M 伴随呼吸的胸痛症状消失，呼吸频率降至 12 次/min。肺部听诊呼吸音清晰，不吸氧条件下氧饱和度升至 98%。患者明显好转且没有新发症状。然而她的体温较前 48h 有所升高，从 38.6℃ 升至 40℃，脉搏从 90 次/min 升至 100 次/min，白细胞计数为 22 000/μl，分型为：多核中性粒细胞 89%；杆状细胞 5%；淋巴细胞 12%；嗜碱性细胞 0%；嗜酸性细胞 7%。考虑为药物热。有哪些证据支持该判断？药物热的发病机制是什么？

药物热被描述为一种不伴有皮肤表现的因药物所致的发热反应，据估计发生率占住院患者的 3%~5%[67]。确诊药物热并不容易，它可能被误认为是一种新的感染或现存感染治疗失败的表现。对药物热的错误认识可导致患者住院时间的延长和进行不必要的检查和治疗[68]。表 32-6 列

表 32-6

药物过敏反应：药物热

发病率	真正的发病率尚不可知，因为发热是一种常见的临床表现，且几乎任何一种药物都可引起发热。据估计住院病人药物不良反应的约占 3%~5%，有的只有发热表现，有的表现为多种症状中的一部分
临床表现	体温可能≥38℃而且热型不一。尽管患者可能有高热伴寒战，但通常症状较少或很少合并严重的全身疾病。发生药物热的患者可能合并皮疹（18%）、嗜酸细胞增多（22%）、寒战（53%）、头痛（16%）、肌痛（25%）和心动过缓（11%）。接触致敏药物后出现的发热程度不同，发热时间不等，从使用抗肿瘤药后的平均 6 日到使用心血管系统药后的平均 45 日。发热的出现与于致敏药物的剂量无关
治疗	尽管药物热可对症治疗（例如用退热药、冰毯），停止应用致敏药物才是惟一可中止发热的方法。停用可疑药物后患者通常在 48~72 小时后退热
预后	尽管一项回顾性调查显示[57]，发生药物热的住院患者平均住院日会增加 9 日，但药物热通常是良性的。再次接触致敏药物可迅速复发。虽然以前认为再次接触可疑药物可能会有潜在危害，但发生严重后遗症的可能性很小

来源：Patel RA, Gallagher JC. Drug fever. *Pharmacotherapy*. 2010;30:57;Tabor PA. Drug-induced fever. *Drug Intell Clin Pharm*. 1986;20:413;Mackowiak PA, LeMaistre CF. Drug fever:a critical appraisal of conventional concepts. An analysis of 51 episodes in two Dallas hospitals and 97 episodes reported in the English literature. *Ann Intern Med*. 1987;106:728;Cunha BA, Shea KW. Fever in the intensive care unit. *Infect Dis Clin North Am*. 1996;10:185.

出了过敏反应诱发药物热的特征。尽管她仍有高热且白细胞持续增高，在 M. M. 案例中最重要的发现是其临床症状及肺部体征的改善；即使她患有未经治疗的感染，她看起来也比预料的要好。尽管她呼吸功能有所改善，但白细胞计数没有像预期的那样下降，仍然较高，这些特点与过敏性药物热相符合。值得注意的是，她的嗜酸性粒细胞数增加，这常常是过敏反应的标志。尽管她有高热，但心率相对过缓；如果仍存在感染，她的心率并没有像预期的那样上升。症状出现的时间更进一步支持药物导致发热的诊断（例如，在开始使用一种新药后几日之内出现）。只有停用可疑药物才能明确诊断。如果未出现皮疹，发热通常在停药后 48～72 小时缓解。另一方面，如出现皮疹，停用相关药物后发热可能持续数日。

尽管药物热通常被认为是一种过敏反应，但是它可由不同的发病机制引起。其他发病机制包括药物的药理作用（如抗肿瘤药致细胞破坏释放内源性致热因子）、改变温度调节功能（如甲状腺激素增加代谢率）、抗胆碱能药物（如阿托品、三环类抗抑郁药或吩噻嗪作用）导致出汗减少、药物相关性发热（如两性霉素 B、博来霉素）和特异性反应（如氟哌啶醇导致的神经阻滞剂恶性综合征，吸入麻醉药后恶性高热）[67]。

案例 32-3，问题 2：哪种药物最可能引起 M. M. 的药物热？

大多数关于药物热的可用信息都是基于案例报道、小规模的病例分析和文献回顾[68,69]。遗憾的是，文献关于药物热的发生率的报告并不一致（例如，非常常见、常见、罕见），这样的描述缺乏完善的临床数据支持。不过，有一些药物比其他药物更容易发生药物热。这些药物包括抗感染药物（尤其是 β-内酰胺类）、抗癫痫药及抗肿瘤药物。据报道，两性霉素 B、咪唑硫嘌呤、羟基脲、甲基多巴、普鲁卡因胺、奎尼丁和奎宁引起药物热的频率较高[68-70]。

在 M. M. 的案例中，考虑到反应发生的时间与抗生素治疗开始时间之间的相对关系，以及它们（尤其 β-内酰胺类抗生素）导致发热反应的频率，因而可以推测，头孢曲松或者阿奇霉素是最可能引起她持续发热的原因。目前尚无对乙酰氨基酚引起发热反应的报道，法莫替丁很少引起发热而又不伴有其他的变态反应症状。尽管如氢氯噻嗪这样的利尿药可以引起发热，但 M. M. 出现反应前就已经使用它进行治疗并且没有任何不适症状，因此利尿药不像是罪魁祸首。

案例 32-3，问题 3：应该如何治疗 M. M. 的药物热？今后她还能使用头孢菌素类药物吗？

由于 M. M. 反应明显，故应停止使用抗生素，并且随访其发热曲线、白细胞计数、心率和呼吸状态。考虑换用另一种类型的口服抗生素（如氟喹诺酮），疗程 7～10 日。除非

M. M. 因为发热感到不适，否则应尽量避免使用对乙酰氨基酚和其他退热药，因为这些药物可以掩盖撤除抗生素之后的反应。

同任何过敏反应一样，再次应用致敏药物可引起相似的或更重的反应。在 M. M. 的案例中，再次应用头孢曲松（或其他 β-内酰胺抗生素）或者大环内酯类抗生素可能导致发热反应。然而再次接触致敏药物后的危险性有多大还不清楚。虽然药物热有时会先于更加严重的超敏反应出现，但是证据表明，再次接触几乎没有风险。如果 M. M. 今后需要应用头孢曲松（或其他 β-内酰胺类和大环内酯类抗生素），必须在可以进行监护的医疗机构中谨慎使用，以确保一旦发生速发过敏反应能够得到及时处理。

过敏性血管炎

案例 32-4

问题 1：M. G. ，26 岁，女性。患有囊性纤维化，因肺炎入院。入院前痰培养示，产碱杆菌属，只对米诺环素和氯霉素敏感。M. G. 开始按常规剂量服用这两种抗生素，疗程 2 周。治疗第 8 日，M. G. 诉腿上开始出现皮疹。体格检查发现其双下肢远端出现明显的紫癜和斑丘疹。实验室检查发现 ESR 增高和白细胞增多。是什么原因引起 M. G. 的皮疹和实验室检查异常？

M. G. 的临床表现提示过敏性血管炎的诊断。

过敏性血管炎又叫做皮肤白细胞破碎性血管炎，特点为小血管壁炎症。由于免疫复合物沉积在小静脉和小动脉，导致补体激活并释放趋化因子，吸引多形核白细胞，从而造成血管损伤[71-74]。

药物诱导性血管炎

约 10% 的皮肤血管炎的案例被认为是与药物相关的[73]。近 100 种药物已被确认可以引起血管炎，包括 β-内酰胺类、氟喹诺酮类、非甾体抗炎药、抗癫痫药物和肿瘤坏死因子受体阻断剂[72-75]。有兴趣的读者可以深入查阅相关文献[74-76]。过敏性血管炎的诊断基于 5 个诊断标准（表 32-7），符合其中的 3 条即可诊断[76]。M. G. 满足了 5 条标准中的 3 条，包括年龄大于 16 岁，明显的紫癜和斑丘疹。此外，皮疹出现时她正在服用的米诺环素，已被认为和血清病及血管炎型反应相关。典型症状出现在开始服药后 7～10日，再次服药后也可更快出现。紫癜和斑丘疹是最常见的表现，通常对称性地出现在四肢末端（表 32-8）[71]。过敏性血管炎可累及多器官系统。播散性疾病患者常见肾损害，程度从镜下血尿到肾病综合征和急性肾衰竭不等[76]。肝肿大并伴有酶学指标的升高是肝细胞受累的表现。尽管也可累及肺和耳部，但临床表现通常比较轻微[71]。关节疼痛也很常见。实验室检查通常为非特异性炎性指标异常，如ESR 增高和白细胞增多。对急性肺炎合并囊性纤维化的患者，这些实验室检查的异常可能早就存在，因此，对 M. G. 过敏性血管炎的诊断没有帮助。

表 32-7

过敏性血管炎的诊断标准

16 岁后出现症状
疾病发作时的正在使用可能是促发因素的药物
一处或多处皮肤出现轻微突出皮面的紫癜（出血性）皮疹：按压后不褪色，且与血小板减少无关
一处或多处皮肤出现斑丘疹
活检显示小动脉或小静脉周围出现粒细胞

　　如果患者具备这些标准中的 3 条，可诊断过敏性血管炎

来源：Calabrese LH et al. The American College of Rheumatology 1990 criteriafor the classification of hypersensitivity vasculitis. *Arthritis Rheum.* 1990；33；1108.

表 32-8

药物所致的过敏反应：药物性血管炎的临床表现

- 肢端对称性出现明显的紫癜和斑丘疹
- 多器官系统受累
  - 肾脏：表现为镜下血尿、肾病综合征到急性肾衰竭等不同程度损害
  - 肝脏：肝肿大，酶学指标升高
  - 关节：关节痛
  - 胃肠道：腹痛
- 实验室检查通常显示为非特异性炎症：ESR 增高和白细胞增多。外周血可能出现嗜酸性细胞，血清补体浓度降低。组织学改变通过活检结果发现在小血管壁可见白细胞碎裂或坏死
- 典型症状出现在开始服药后 7~21 日

　　来源：Valeyrie-Allanore L et al. Drug-induced skin，nail and hair disorders. *Drug Saf.* 2007；30；1011.

案例 32-4，问题 2：为了明确 M. G. 的药物诱导性血管炎的诊断还应做些什么？

　　除了前述工作外，其他的实验室检查和诊断程序可以证明外周血嗜酸性粒细胞增多和血清补体浓度降低。如果活检发现小静脉或小动脉血管壁上有粒细胞沉积，且任何位置可见嗜酸细胞，可提供更确定的信息。

案例 32-4，问题 3：怎样治疗 M. G. 的过敏性血管炎呢？

　　第一步是停止服用米诺环素。药物介导性血管炎反应通常可自行康复而不需要其他额外干预。如果反应程度严重，可使用皮质类固醇治疗。

自身免疫性药物反应

案例 32-5

问题 1：R. F.，24 岁，男性，白人，医学生。因结核皮试阳性使用异烟肼治疗 5 个月。现因新发肌痛和关节痛就诊。当日早晨的实验室检查结果除了 ANA 滴度阳性和 ESR 增高以外，其他指标都在正常范围内。什么是引起 R. F. 的症状及实验室检查异常的可能原因？

　　一些药物可以诱导自身免疫性过程，其特征是出现自身抗体，某些情况下，还伴有自身免疫性疾病的临床表现。药物诱导类系统性红斑狼疮综合征，通常以肌痛、关节痛、ANA 滴度阳性和 ESR 升高为特征（见第 33 章）。所有的这些特征 R. F. 都具备。

　　第一个药物诱导性红斑狼疮（drug-induced lupus erythematosus，DILE）的案例是在 60 年前诊断的，被认为与磺胺嘧啶的使用有关[77]。后来，超过 80 种药物都被确认与 DILE 有关，包括异烟肼、氯丙嗪、奎尼丁、甲基多巴和米诺环素。然而，肼屈嗪和普鲁卡因胺是最常引起这种综合征的药物[78-80]。正如特发的系统性红斑狼疮一样，DILE 可以分为全身性、亚急性皮肤性和慢性皮肤性狼疮。因为药物使用模式的变化，DILE 的准确发病率很难确定。然而，估计 10% 的 SLE 案例是由药物引起的。在美国，大约每年为 15 000~30 000 例患者[73]。

案例 32-5，问题 2：对于 R. F.，如何鉴别诊断是药物诱导性红斑狼疮还是 SLE？

　　与特发性 SLE 相反，DILE 很少累及女性和黑人[79]。DILE 患者的平均诊断年龄是特发性 SLE 患者年龄的两倍。慢乙酰化表现型的患者发生 DILE 的倾向更大；在接触诱导狼疮性药物后 ANA 水平升高更快[81]。总的来说，DILE 症状略轻于特发性 SLE。但是，很多 DILE 患者符合美国风湿病协会制定的 SLE 诊断标准[81-83]。关节痛或肌痛，且伴有 ANA 检测阳性，可能是一些 DILE 患者惟一的临床表现。症状通常在持续服用可疑药物月至数年后突然发生。患者常诉发热、不适、关节痛、肌痛、胸膜炎症状和轻微体重下降。偶尔有轻度脾肿大和淋巴结肿大。约有 25% 的患者会有皮肤症状，表现为光暴露表面的光敏性。与特发性 SLE 相比，典型的颊部蝶形红斑、盘状皮损、口腔黏膜溃疡、雷诺现象和脱发在 DILE 案例中并不常见。另外，中枢神经系统和肾脏鲜有累及[84]。实验室检查异常通常包括贫血和 ESR 升高。支持 R. F. 诊断为药物诱发性红斑狼疮的证据包括：白人，男性，突然发生且相对较轻的症状，以及缺乏典型的颊部蝶形红斑。更多的确诊实验包括确定是否有单链 DNA（提示药物性狼疮）或双链 DNA（提示 SLE）的存在。

案例 32-5，问题 3：该患者是否在早期阶段就应该监测 ANA 以便发现药物诱发性狼疮？

　　没有必要。虽然所有出现症状的药物性狼疮患者的 ANA 试验都为阳性（主要包括单链 DNA 和抗组织抗体）[84]，然而，也有许多服用导致狼疮药物的患者虽然 ANA 阳性，但是没有出现狼疮的症状。大约 50% ~ 75% 使用普

鲁卡因胺的患者在 12 个月后会出现 ANA 检测阳性,治疗 2 年或更长时间,90%患者会呈现 ANA 阳性,而这些患者中只有 10%~20%会有狼疮的症状[84-86]。同样的,使用肼屈嗪治疗 3 年后,44%的患者 ANA 阳性,但 DILE 发病率只有 6.7%[84]。对于无症状但 ANA 阳性的患者无需停药,因为他们中的大多数不会出现临床症状[79]。

案例 32-5,问题 4: 怎样治疗 R. F. 的药物性红斑狼疮?

肌肉骨骼系统症状可以使用阿司匹林或者 NSAIDs 治疗。累及肺胸膜或心包的严重症状可能需要应用糖皮质激素。停用致敏药物后数日或数周,DILE 的临床症状通常会逐渐减退和消失。偶尔,这些症状在彻底消失之前也可绵延数月或间断复发。血清学恢复正常需要的时间更长: ANA 水平可能持续 1 年或更久[79,87]。药物诱导的狼疮不会发展为特发性的 SLE[88]。在大多数案例中,诱导狼疮的药物不会增加特发性 SLE 恶化的风险[89]。然而,长时间使用异烟肼治疗,可能会使已经存在的 SLE 发生恶化[90]。R. F. 尚未完成他的 6~9 个月的异烟肼疗程,应在适当监测下使用替代药物完成治疗(见第 68 章)。

器官特异性反应

本章所述的药物变态反应可分为全身反应、器官特异性反应和假性变态反应。前面已经讨论了全身反应,接下来将介绍器官特异性反应(包括血液、肝脏、肺、肾脏和皮肤等),最后是假性变态反应。

血液:免疫性血细胞减少

药物诱发的免疫性血细胞减少(如粒细胞减少、血小板减少、溶血性贫血)是由 II 型变态反应引起的(表 32-1)。药物或药物代谢产物与粒细胞、血小板及红细胞表面的成分相结合。机体产生针对这些与血细胞相结合的药物或药物代谢产物的 IgG 或者 IgM 抗体(即半抗原-细胞反应)[27]。免疫性血小板减少的典型症状包括寒战、发热、瘀点和黏膜出血。粒细胞减少的常见表现为寒战、发热、关节痛和白细胞计数迅速下降。溶血性贫血的症状可以是亚急性或急性,甚至可严重到引起肾衰竭。Coombs 试验有助于确定抗红细胞抗体或者针对红细胞的循环免疫复合物的存在。抗生素是最常见的导致中性粒细胞减少症和溶血性贫血的药物。

肝脏

累及肝脏的过敏反应可分为胆汁淤积型和细胞毒型。黄疸通常是胆汁淤积型反应的首发症状,此外还有皮肤瘙痒、白陶土大便和酱油尿。停用致敏药物后胆汁淤积型反应一般是可逆转的。细胞毒型反应常涉及肝细胞坏死和脂肪变性,如未早期识别,可导致不可逆的损害。

肺

药物过敏反应的肺部表现包括哮喘和浸润性反应。哮喘通常看作是全身反应的一部分。大多数只有哮喘症状的

药物反应是药物不良反应的表现,而非真正的变态反应。

浸润性反应通常在接触致敏药后 2~10 日内发生,多表现为咳嗽、呼吸困难、发热、寒战和乏力[26]。浸润性反应表现不一,可表现为从嗜酸性细胞肺炎到急性肺水肿多种反应。

肾脏

最常见的累及肾脏的过敏反应是间质性肾炎。典型表现包括发热、皮疹和嗜酸性细胞增多。甲氧西林是迄今报道最多的导致间质性肾炎的药物,其他已确定的药物还包括青霉素类、磺胺类和西咪替丁[27](见第 29 章)。

皮肤

累及皮肤的不良反应是药物过敏最常见的临床表现。尽管可存在许多不同类型的皮肤反应,但大多数药物性皮疹根据外观可分为红斑样皮疹,麻疹样皮疹和斑丘疹样皮疹[27]。一项药物导致皮肤反应的调查显示,阿莫西林是最常见的原因,其他依次为甲氧苄啶-磺胺甲噁唑和氨苄西林。总的来说,2%的住院患者发生过敏皮肤反应[14]。

皮肤过敏反应的治疗包括停用致敏药和一般支持治疗(见第 39 章)。

假性变态反应

案例 32-6

问题 1: C. C. ,37 岁,男性。既往无过敏史。因中心静脉置管感染耐甲氧西林金黄色葡萄球菌(MRSA)住院治疗。他有明确的短肠综合征病史,需要予胃肠外营养,曾经因导管感染 MRSA 予以万古霉素治愈。这次与上次入院相似,开始给予万古霉素 750mg 静脉输注,输注时间为 60 分钟,每 12 小时 1 次。第 5 次给药后测量的药物谷浓度为 8mg/L,所以将万古霉素剂量加倍至 1 500mg 静脉输注,输注速度相同,每 12 小时 1 次。开始给予新剂量的万古霉素 15 分钟后,C. C. 出现低血压(100/70mmHg)、心动过速(85 次/min)、全身瘙痒和面部潮红。C. C. 被诊断为对万古霉素的假性变态反应。哪些主观和客观资料对鉴别假性变态反应和真正的变态反应是重要的?

假性变态反应(又叫做非变态性超敏反应)是一种药物反应,表现出变态反应的临床症状和体征,但不由免疫机制介导[91]。它的临床表现可轻可重,当发生危及生命的反应时不易与过敏反应鉴别(表 32-9)[91]。危及生命的反应被称为过敏样反应,除了不产生 IgE 之外与真正的过敏反应很相似[27,91]。当使用这些已知可能导致过敏样反应的药物时,医务人员需要考虑到引起严重反应的潜在风险。例如,在脑膜炎球菌感染爆发期间预防性使用抗生素如环丙沙星时,发生严重过敏样反应的比例相对较高(1:1 000)[92]。这对于对抗炭疽的大型预防项目的医疗机构更为重要。真正的变态反应需要一个患者对某种抗原致敏的诱导阶段,而假性变态反应在初次接触药物后即

可发生。假性变态反应的发生与药物剂量有关,当大剂量使用药物、给药剂量增加、或药物静脉输注速度增快时可发生假性变态反应[26]。

表 32-9

药物引起的超敏反应:假性变态反应

发病率	多少不一,取决于涉及的药物种类。例如:服用阿司匹林的患者中有 30% 会出现皮肤假性变态反应。另一方面,其他药物(例如植物甲萘醌和硫胺素)很少引发假性变态反应
临床表现	范围可从良性反应(例如瘙痒和皮肤潮红)到难以与过敏反应鉴别的危及生命的临床综合征。通常需要比真正 IgE 介导的更高的药物剂量来引发。比真正的变态反应发生要慢(接触药物 15 分钟后)
诊断检查	皮试和特异性抗体检测均为阴性
治疗	假性变态反应的治疗与真正的变态反应一样(即根据病人的临床表现)。因此,某些反应仅需撤除可疑药物即可,而一些过敏样反应则需要进积极治疗(例如应用肾上腺素、抗组胺类药、皮质类固醇)
预后	与真正的变态反应一样,有药物假性变态反应史的病人再次使用致敏药后可发生类似的反应。然而,反复给予药物后,反应的严重程度可能减轻。此外,对某些药物而言,反应发生的频率和严重程度受剂量或静脉输注速度的影响。对已知能引起假性变态反应的药物(例如造影剂),可采取用药前预防治疗以降低反应的发生率和严重程度

来源:Pichler WJ et al. Drug hypersensitivity reactions:pathomechanism and clinical symptoms. *Med Clin North Am.* 2010;94:645;Schnyder B. Approach to the patientwith drug allergy. *Immunol Allergy Clin North Am.* 2009;29:405;Sanchez-Borges M. NSAID hypersensitivity (respiratory,cutaneous,and generalized anaphylactic symptoms). *Med Clin North Am.* 2010;94:853.

C.C. 发生的是一种由万古霉素引起的常见假性变态反应,通常称作"红人综合征"或"红颈综合征"。这种情况通常在大剂量快速给予万古霉素时发生。区别真正的变态反应和假性变态反应很困难,因为二者的临床症状和体征没有差别。例如,C.C. 的每一种症状(面部潮红、心动过速、全身瘙痒和低血压)都是由组胺释放引起,而且都可以在过敏反应时出现(见案例32-2,问题 2)。为最终确定反应的诱因,需对可疑药物或制剂的相关抗体进行免疫学检测,这并不总是可行或可实现的。针对这个案例,C.C. 以前使用万古霉素无不良反应,而且这次住院期间,使用了 5 次药物后也无不适,因此,该反应不大可能是由免疫介导

的(真正的变态反应)。此外,该反应发生在万古霉素剂量增加之后,这也进一步支持假性变态反应的诊断。

案例 32-6,问题 2:为什么 C.C. 使用万古霉素会引起假性变态反应?

万古霉素所致假性变态反应药物是药物诱导组胺释放所致,具体的途径尚属未知。直接的药物诱导的组胺释放不涉及补体激活或 IgE 抗体的形成。已知许多其他药物可直接刺激组胺释放(如去铁胺、阿片类、戊烷脒、植物甲萘醌、鱼精蛋白、造影剂)[13,91]。

某些药物(如造影剂和鱼精蛋白)可通过补体激活和直接组胺释放两种机制引起假性变态反应。另外,某些药物(如万古霉素、胺类肌松剂和环丙沙星)既可引起真正的变态反应也可引起假性变态反应[7]。

案例 32-6,问题 3:如何治疗 C.C. 的假性变态反应?治疗假性变态反应的措施与真正的变态反应有所不同吗?

治疗 C.C. 假性变态反应的第一步是消除潜在病因。因此,先停止输注万古霉素直到反应消失。因为此反应是由组胺介导的,可考虑使用抗组胺药,如苯海拉明 50mg 静脉输注。同时务必观察他的血压和心率变化。如果他的血压持续下降或不稳定,应考虑静脉补液治疗。变态反应患者的治疗原则应基于他们的临床症状和体征,而不必考虑反应的发病机制。因此,从目的和意图上来讲,假性变态反应和真正的变态反应在治疗方式上是一致的。

案例 32-6,问题 4:C.C. 还能继续应用万古霉素治疗吗?今后如何预防此反应的发生?

C.C. 没有必要停用万古霉素的治疗。可以通过小剂量多次给药(如 1 000mg,每 8 小时 1 次,而不是 1 500mg,每 12 小时 1 次),或者增加给药时间(通常为 2 小时)来避免该反应的发生。另外,在万古霉素给药前 1 小时用抗组胺药物预处理也是有效的。但对万古霉素导致红人综合征的快速反应与抗组胺药预处理无关,这也是假性变态反应区别于真正的变态反应的另一特征。预防性用药对抗其他许多药物(如造影剂)引起的假性变态反应也已经证实有效。

案例 32-6,问题 5:其他哪些药物经常引起假性变态反应?

已发现其他许多药物都可以引起假性变态反应[7]。下面将介绍经常引起假性变态反应的药物。

阿司匹林/非甾体抗炎药

继青霉素后,阿司匹林是最常被报道导致"变态"反应的药物。由阿司匹林引起的反应可分为三大类:呼吸道反

应,皮肤反应和过敏反应。上述这些反应没有一个与IgE有相关性[26,93]。

呼吸道反应

阿司匹林致敏导致儿童支气管痉挛伴结膜炎的发病率为0~28%。成人哮喘患者中,阿司匹林过敏的发病率约为5%~20%。既往曾有阿司匹林所致呼吸道反应病史的成人哮喘患者行阿司匹林激发试验显示,约66%~97%对阿司匹林过敏[94]。症状通常在服用阿司匹林后30分钟至3小时内发生。许多阿司匹林敏感的患者中可表现为三联征:阿司匹林过敏、鼻息肉和哮喘。所有的环氧化酶强效抑制剂都可使阿司匹林过敏患者发生呼吸道症状。因此,阿司匹林过敏患者应被视为对NSAIDs药物过敏,反之亦然。阿司匹林过敏患者通常能耐受弱的环氧化酶抑制剂,如对乙酰氨基酚、水杨酸胆碱镁、丙氧芬、水杨酸胺、双水杨酯、水杨酸钠等[93]。

皮肤反应

阿司匹林皮肤反应发生率取决于反应的类型和所研究的人群。例如儿童荨麻疹血管神经性水肿发生率为0.5%,一般成人为3.8%,而在既往有慢性荨麻疹史的患者中则为21%~30%。对有慢性荨麻疹病史的患者而言,阿司匹林激发试验时疾病的活动程度非常重要。一项研究显示,在荨麻疹活跃期间使用阿司匹林的患者,约有70%发生皮肤反应,而荨麻疹不活跃的患者使用阿司匹林,其发病率约为6.6%。而且,阿司匹林或NSAIDs可使已存在的荨麻疹恶化[93-95]。其他阿司匹林所致皮肤反应发生率较低,如湿疹、紫癜和多形性红斑,在人群中发生率分别为2.4%、1.5%及1%。

过敏反应

阿司匹林或NSAIDs所致的过敏反应的真实发生率尚不清楚,可能从普通人群的0.07%到有过敏症状患者的10%。虽然IgE与阿司匹林或NSAIDs所致反应(包括过敏反应)并非总存在相关性,但阿司匹林/NSAIDs所致的过敏反应与免疫介导过敏反应有以下3个共同特点,提示其原因与IgE有关:首先,反应发生在2次或2次以上致敏制剂暴露后,这表明与IgE抗体形成有关。其次,患者无鼻息肉、哮喘或荨麻疹史。第三,对阿司匹林或一种NSAIDs药物发生反应的患者,对其他化学结构不相似的NSAIDs药物可以耐受,提示已经形成药物特异性的IgE抗体[93,96]。

选择性抑制环氧酶-2(cyclo-oxygenase-2, COX-2)而不抑制环氧酶-1(cyclo-oxygenase-1, COX-1)的NSAIDs药物包括塞来昔布、罗非昔布和伐地昔布。其中,塞来昔布是唯一在美国上市的选择性COX-2抑制剂。选择性COX-2抑制剂有抗炎作用,同时避免了COX-1抑制剂对肾脏的影响,胃肠道毒性和抗血小板效应。阿司匹林和老的NSAIDs都是非选择性的环氧化酶抑制剂,同时抑制COX-1和COX-2。塞来昔布引起的过敏样反应或过敏反应已有报道,并且发生率与传统非NSAIDs药物相当[96]。此外,与其他NSAIDs一样,塞来昔布的说明书声明该药禁用于既往有哮喘、荨麻疹或服用阿司匹林或其他NSAIDs药物过敏的患者。然而,也有许多关于对患有阿司匹林过敏性哮喘或对传统NSAIDs过敏的患者成功使用塞来昔布和其他COX-2选择性抑制剂的报道,表明抑制COX-1而非COX-2才是引发这些反应的关键[97-100]。不过,COX-2选择性抑制剂仍然可以通过其他途径(例如,IgE介导的超敏反应)引起变态反应。因此,对任何既往有阿司匹林或其他NSAIDs药物过敏史的患者启动治疗时,都应有适当的预防措施和监测手段。

血管紧张素转化酶抑制剂和血管紧张素Ⅱ受体拮抗剂

案例 32-7

问题1:K. J. ,48岁,女性。在急救中心进行救治,表现为言语不清,但吞咽正常;口唇和舌头红肿、眼睛浮肿。病史包括高血压、心房颤动以及最近诊断的高胆固醇血症(血浆胆固醇,290mg/dl)。虽然使用氢氯噻嗪后血压控制良好,但是由于利尿剂对胆固醇的影响,在3周前已停止使用该药,而开始使用依那普利5mg,每日1次。K. J. 同时还服用复合维生素片(1片/日)及华法林(5mg,每日1次)。查体结果显示:血压130/87mmHg,心率70次/min,肺部听诊及叩诊音清晰,呼吸12次/min,皮肤无潮红和荨麻疹。诊断为继发于依那普利的血管神经性水肿。什么是血管神经性水肿?支持这一诊断依据是什么?血管神经性水肿的发生机制是什么?

血管神经性水肿是指深层皮肤或上呼吸道或胃肠道黏膜的短暂的局部水肿。表现为局部红斑水肿,通常累及舌头、嘴唇、眼睑和嘴、鼻及咽喉的黏膜,但是很少发生于下消化道。血管性水肿可由多种机制引起,包括补体、组胺、P物质和缓激肽,可为遗传性、免疫获得性或药物性。ACEI类是最常见的引起血管神经性水肿的药物,使用ACEI的患者中有0.1%~0.7%会出现该药物不良反应,占急诊科血管性水肿就诊案例的60%[101]。此反应非剂量相关,且所有ACEI类药物均可发生。ACEI引起过量缓激肽累积,导致毛细血管渗漏。缓激肽受体B_2是一种在血管中发现的G蛋白偶联受体,由人类*BDKRB2*基因编码[102]。

K. J. 出现了血管神经性水肿的典型症状,而没有真正的过敏反应表现,这进一步支持了药物所致血管神经性水肿的诊断。血管神经性水肿的症状大多在开始治疗的第一周出现,但也可在任何时候发生,甚至是数年之后。因此,虽然K. J. 开始使用依那普利3周后才出现血管神经性水肿,但时间关系也是合理的。

案例 32-7,问题 2:应该如何治疗 K. J. ?血管紧张素受体拮抗剂(angiotensin receptor blocker, ARB)是 ACEI 的合理替代药物吗?

虽然血管性水肿可能危及生命,但是症状一般较轻,可在停用致敏药物的数小时到数日内缓解。血管神经性水肿最常见的危及生命的并发症是气道阻塞。累及上呼吸道的更加严重的反应必须紧急给予恰当的治疗以保持气道开放。一项小规模的关于 ACEI 诱导血管神经性水肿的临床试验比较了使用糖皮质激素及抗组胺药物（泼尼松龙 500mg IV 和氯马斯汀 2mg IV）和使用艾替班特（30mg 皮下注射）治疗血管神经性水肿的疗效，结果显示症状开始缓解和完全消失的时间艾替班特都更短。目前正在开展进一步的研究评估艾替班特，希望有助于确定哪些患者最有可能从这种药物中受益。

因为 K. J. 没有任何呼吸道受累和吞咽困难的表现，所以不需要住院。但是，她应该留在急救中心观察，以确保她的血管性水肿不会恶化。她可以选择可以皮下注射 30mg 艾替班特治疗或者观察后回家，告知她若出现呼吸或吞咽困难应寻求紧急帮助。应建议她停用依那普利，并尽快与她的主治医师联系，并且要求她的社区药师将此次依那普利引起的不良反应记录在她的用药史中。由于所有的 ACEI 药物都可以引发血管神经性水肿，K. J. 必须避免使用所有此类药物。

虽然不如 ACEI 频繁，但也有 ARBs 引起血管性水肿的报道[103,104]。许多 ARBs 导致血管性水肿的案例中，患者都曾有 ACEI 引发血管性水肿的病史，但并不总是这样。与 ACEI 相似的是，ARBs 所致血管性水肿可在治疗中的任何时段发生。对于 K. J.，最好避免使用 ACEI 和 ARBs 药物。作为替代，应使用其他对胆固醇影响不大的抗高血压药物（例如，钙通道阻滞剂）。

许多其他的药物如阿司匹林、NSAIDs、抗生素、造影剂和 DPP-IV 抑制剂（如西他列汀和沙格列汀）均会引起血管神经性水肿[101]。这些药物引起血管神经水肿的机制尚未完全清楚，但通常继发于 ACEI 引起的血管神经性水肿。K. J. 以后如果需要使用这些药物需要谨慎。

案例 32-7，问题 3：ACEI 和 ARB 类还会发生其他假性变态反应吗？

除了血管性水肿，咳嗽也是 ACEI 所致的假性变态反应。多达 39% 的患者在治疗 1 周到 6 个月之后可能会出现咳嗽。有趣的是，这种现象不吸烟者比吸烟者更为常见。有慢性呼吸道疾病或者哮喘病史的患者，咳嗽的发生率并不会增高。女性发生咳嗽的现象比男性更普遍，且为非剂量依赖性。正如血管性水肿一样，所有 ACEI 药物都可以引起咳嗽[93,101,105]。有几种发病机制可能涉及其中，如对肺内缓激肽降解的抑制和局部炎性介质（如前列腺素和 P 物质）的增加。虽然曾经提出了许多方法来解决 ACEI 诱发的咳嗽[105]，但是血管紧张素 II 受体拮抗剂是最有前景的选择[122]。ARBs 也可引起咳嗽，但是发生频率不高于安慰剂。此外，大多数对比 ACEI 和 ARBs 的试验表明，ARB 引起咳嗽的频率比 ACEI 低很多[105]。

造影剂

造影剂是广泛使用的诊断试剂，使用人数每年超过 7 500 万。造影剂的不良反应可被分为速发型反应（在注射后的 1 小时内发生，包括恶心、面部潮红、血压改变、支气管痉挛、荨麻疹、血管神经性水肿、心律失常、惊厥、心绞痛和与真正的过敏反应难以区分的症状）以及非速发型反应（在注射后的 1 小时到 10 日内发生，包括皮肤瘙痒、斑丘疹药疹、Stevens-Johnson 综合征、中毒性表皮坏死松解症和脉管炎）。虽然组胺释放、补体激活和终末器官直接的毒性反应都可能起一定的作用，但造影剂不良反应的原因仍然未知。因为没有证据支持这些反应是 IgE 介导的，既往将很多造影剂的不良反应归为假性变态反应。然而，近期的皮肤试验和实验室证据提示造影剂反应涉及免疫机制[106]。造影剂不良反应的整体发生率为 0.7%~13%，取决于所选择造影剂的类型和患者在给药前是否进行预处理[107]。使用传统离子型高渗性造影剂发生不良反应的概率为 4%~13%，而使用非离子型低渗性造影剂引起的不良反应发生率较低（0.7%~3.1%）。造影剂引起的死亡率是 1~2 例/100 000 名使用者，离子型和非离子型制剂的死亡率相同[108]。

女性、哮喘病史、造影剂过敏史都是发生造影剂过敏反应的危险因素。其中，造影剂过敏史最为重要。大约 21%~60% 有造影剂过敏史的患者在再次接触时会发生反应[106]。为了降低此类反应的发生，目前已经提出了多个预处理方案。例如，在应用高渗性造影剂前的 12 小时和 2 小时分别给予口服甲泼尼龙 32mg，不良反应发生率可以降低 45%[107]。另一种预处理方案为给药前 13 小时，7 小时和 1 小时口服泼尼松 50mg，在检查前 1 小时再口服或者肌注苯海拉明 50mg[109]。后一种方案能降低高渗性造影剂引起的假性变态反应的发生率，即便是高危患者（即有严重假性变态反应病史）也同样有效。注意，"海鲜过敏"并不是造影剂反应的危险因素。有食物过敏的患者在使用这些造影剂的过程中不需要特殊的预处理[108,110]。

麻醉镇痛药

一些阿片类制剂可刺激组胺释放，导致低血压、心动过速、面部潮红、大汗或瘙痒。但是，严重的反应并不常见。在许多案例中，给予抗组胺药物控制这些症状后，阿片类药物可以继续使用。如果反应很明显，可考虑应用非麻醉镇痛药或不引起组胺释放的阿片类药物作为替代。体内和体外研究显示，吗啡和哌替啶可导致组胺大量释放。可待因、氢化吗啡酮、羟氢可待酮和布托啡诺通常较少刺激组胺释放，左啡诺、芬太尼、舒芬太尼、美沙酮和羟吗啡酮对组胺水平几乎没有影响。硬膜外或鞘内应用阿片制剂的更常见反应之一是皮肤瘙痒，但该反应似乎不像是由组胺介导的，因为椎管内应用阿片类药物（例如芬太尼、舒芬太尼）不会导致组胺的释放，但仍可导致皮肤瘙痒。此外，应用阿片类药物后瘙痒会持续数小时，即便此时血清组胺水平已经很低。椎管内给予阿片类制剂引起瘙痒的原因仍不清楚。当需要椎管内持续应用麻醉药时，可使用抗组胺药和小剂量的纳洛酮或纳布啡控制反应[91]。

右旋糖酐铁注射液

非口服铁剂用于无法口服补铁或口服补铁无效的铁缺

乏患者的补铁治疗。这类制剂最常用于治疗慢性肾功能不全患者的贫血,特别是正在使用促红细胞生长素或者达依泊汀的透析患者(见第 28 章)。铁制剂存在很多不良反应(如胸痛、低血压、高血压、腹痛、恶心、呕吐、乏力、晕厥、背痛、关节痛、肌痛和过敏反应)。过敏反应可以表现为荨麻疹、出汗、呼吸困难、皮疹、发热及致命性的过敏样反应。与其非免疫性机制相一致,右旋糖酐铁引起的超敏反应为非剂量依赖性,第一次接触后即可发生[111]。

各种铁剂使用的盐基或者碳水化合物载体不同,分子量不同,引发过敏反应的速度也有所差异。最常用的铁剂是右旋糖酐铁,为高分子量的羟基氧化铁和右旋糖酐溶液(Dexferrum),随后为低分子量的氢氧化铁和右旋糖酐溶液(INFeD)。与非右旋糖酐制剂相比,使用右旋糖酐铁制剂时不良反应的发生率更高,且使用高分子右旋糖酐铁时不良反应发生率最高。回顾 2001 年到 2003 年 FDA Med-Watch 项目的数据,以确定右旋糖酐铁制剂和 2 种非右旋糖酐铁制剂(葡萄糖酸亚铁钠和蔗糖铁)的不良反应的发生率。相对于 InFeD 品牌的右旋糖酐铁,患者使用葡萄糖酸亚铁钠或者蔗糖铁发生变态反应或者其他任何不良事件(ADE)的几率降低一半。使用葡萄糖酸亚铁钠或者蔗糖铁发生变态反应或 ADE 的几率是相同的。尽管葡萄糖酸亚铁钠和蔗糖铁比右旋糖酐铁要安全,但研究的四种制剂中每一种都至少有 1 例死亡,5 例危及生命的过敏反应报告[112]。Ferumoxytol 是一种在 2009 年批准的药物,设计有经修饰的右旋糖壳以减少过敏反应。在一项比较性研究中,其安全性与蔗糖铁相当,但是出现了一例过敏样反应,没有死亡病例[113]。自从被批准上市,FDA 的上市后监测已经证实了一些危及生命的严重的过敏样反应,包括在一个 10 个月的报告期内死亡 6 人[114]。该药的处方信息已经更新,包括对致命和严重超敏反应的黑框警告[115]。目前使用的最新的铁剂是羧酸铁络合物,它将铁从糖类聚合物中释放出来。因为不含有右旋糖酐或修饰后的右旋糖酐组份,所以预期其过敏反应的发生率会更低。但是和蔗糖铁相比,过敏反应或过敏样反应的发生率并没有明显的差异[116,117]。虽然因为安全性与死亡风险潜在的不平衡而被 FDA 延迟批准,但是随后的汇总分析并没有证实早期结果,所以在带有超敏反应风险警告的前提下获准上市[118,119]。

所有应用右旋糖酐铁的患者都需要使用试验剂量来评估其耐受性。其他的铁剂根据说明书并不需要使用试验剂量。右旋糖酐铁耐受的患者,使用葡萄糖酸亚铁钠和蔗糖铁时发生严重过敏或过敏样反应的风险很小,可以安全的使用而不需要先给予试验剂量。同样,从未使用过肠外铁剂的患者,在注射葡萄糖酸亚铁钠和蔗糖铁时,也都不需要试验剂量。虽然研究支持对右旋糖酐铁过敏患者注射葡萄糖酸亚铁钠和蔗糖铁的安全性,但这类患者发生过敏样反应和其他严重超敏反应的风险较高,对此类人群给予试验剂量也是合理的。鉴于任何一类肠外铁剂相关的风险,用药之后,应密切监测至少 30 分钟,并确保急救药物和经过培训能评估和确认过敏反应的人员的可获得性。

变态反应的预防和处理

案例 32-8

问题 1:A. M. ,40 岁,女性。入院诊断为社区获得性肺炎。6 个月前因耳部感染使用氨苄西林,余无特殊。经验性治疗给予 A. M. 头孢呋辛 0.75g 静脉注射,每 8 小时 1 次。在治疗的第 2 日,患者背部、腹部和上肢出现了逐渐增多的伴瘙痒感的斑丘疹。在应用头孢呋辛的同一日,还使用了抑酸剂、多库酯钠、沙丁胺醇吸入剂以及复合维生素。怎样治疗 A. M. 的变态反应? 如何预防变态反应的发生?

寻找预防变态反应发生的方法时,有三种可能的情况存在:(a)患者曾经在不知道的情况下被某种药物致敏,再次使用该药或相似药物后发生变态反应;(b)患者既往有对某种药物过敏的病史,再次误用同种或同类药物而引发变态反应;(c)患者既往有对某种药物过敏的病史,有意地再次应用同种或同类药物。A. M. 的变态反应属于第一种情况,不可预期,难以避免。为了预防今后变态反应(像第二种情况)的发生,应该将 A. M. 的反应情况详尽地记录在医疗表格和药房档案中。另外,所有患者住院时都必须提供详尽的用药史。医生应仔细鉴别药物耐受不良(如胃部不适)和真正的变态反应,并在每次接诊时恰当记录任何过敏反应的诱发情况。针对变态反应的发生与患者进行充分沟通是阻止再次发生相同情况的最重要途径。

如上所述,处理变态反应的第一步是明确诱因。结合 A. M. 曾经使用氨苄西林的病史、反应发生的时间,加之她服用的其他药物导致变态反应的可能性低,头孢呋辛是最可能的引起变态反应的原因。第二步,要决定是否终止可疑药物的应用。这个决定取决于反应的严重程度、治疗的疾病以及是否有合适的替代药物。如果可能,应该使用等效的替代药物替换可疑的药物,最好是一种免疫反应机制不同的药物,以避免交叉反应(见案例 32-1,问题 4,关于交叉反应的讨论)[120]。如果有合适的替代药物,就应停用致敏药物。如有必要,可采取对症治疗。A. M. 的病案中,可用其他抗菌药物(如阿奇霉素、克拉霉素、复方新诺明)替代头孢呋辛(见第 67 章),且辅以口服或肠外抗组胺药物对症处理,如果需要,可以局部应用低效的糖皮质激素。

一些患者属于第三种情况。患者已有变态反应(或有确定的药物过敏史)但更换药物不适当或不可能。如果反应严重,甚至危及生命,应该考虑脱敏治疗(案例 32-9,问题 1 和 2),预防性用药对于阻止或减轻过敏反应是无效的[29]。如果反应轻微(如瘙痒、皮疹或者胃肠道症状),可预防性用药或使用抗过敏药物(如抗组胺药)来处理反应,可能足以使治疗得以完成。此类案例很少会发展为更加严重的变态反应症状(如过敏反应)[120]。但是,抑制变态反应的症状应谨慎,因为很多免疫反应不是 IgE 介导的,而且尽管进行了治疗,仍有可能进展为严重反应。总而言之,抑制变态反应可应用于预防已知的或高度怀疑由 IgE 介导的轻症反应[7,120]。

脱敏疗法

β-内酰胺类药物

案例 32-9

问题 1: K. A. ,24 岁,早孕第 8 周,既往有继发于青霉素的血管性水肿病史。初孕筛查显示:性病实验结果为阳性,梅毒螺旋体荧光抗体吸收试验滴度为 1∶64。K. A. 否认有生殖道疾病史,最近也没有梅毒的临床症状和体征,否认曾经进行梅毒的治疗。根据血清学检查结果和她的生活史,诊断为早期潜在梅毒感染。最新的治疗指南推荐选择青霉素治疗。如何防止可能发生在 K. A. 身上的青霉素反应? 预防用药是阻止反应的备选方案吗?

有时存在这样的情况,患者已知或者怀疑对某药物过敏,但是该药物是治疗所必需的,没有可用的替代治疗,也不存在诊断性的测试剂量。在这种情况下,有两种选择:诱导耐受(又叫做脱敏)或者分级药物激发试验。脱敏是指逐渐增加给药剂量,尝试改变患者对于该药物的反应,从而达到安全给药的目的[108]。这种方法已经被成功应用于免疫介导及非免疫介导反应的处理。分级药物激发试验(又叫增量试验)是指谨慎给予亚治疗剂量的药物,以确定患者是否真正对该药过敏的过程。虽然两者听起来很像,但这两个过程存在明显的不同[108]。例如,和诱导耐受不同,分级药物激发试验并不改变患者对药物的应答。诱导耐受的初始剂量是亚致敏剂量——低至最终剂量的 1/10 000,整个过程在数小时内会给予多种剂量,每一剂量都比前一剂量略大一点。分级药物激发试验的初始剂量可能是最终剂量的 1/100。此过程一般包括更少的步骤(可少至 2 个步骤),且通常更快得以完成。如果分级药物激发试验已完成,并且药物的治疗过程得以耐受,将来在使用该药物时就不再需要分级药物激发试验了。另一方面,诱导耐受只能在患者使用可疑药物期间维持,只要中断治疗,就必须再次进行诱导耐受(见案例 32-9,问题 4)。

选择使用药物脱敏疗法还是分级药物激发试验,取决于患者发生真正过敏反应的可能性。分级药物激发试验适用于以下情况的患者:过敏史太久远或者不清楚;反应症状很轻微或者无法提供诊断测试;预期的交叉反应的可能性很低。例如,使用头孢曲松后出现斑丘疹的患者,可能需要进行亚胺培南西司他丁的分级药物激发试验来评估耐受性。另一方面,对某一药物有确定的严重的 IgE 介导反应的患者,更适合进行诱导耐受。重要的是,由于存在诱发危及生命的反应的风险,分级药物激发试验或诱导耐受都不适用于有严重非 IgE 介导反应的患者,如肝炎、溶血性贫血、Stevens-Johnson 综合征、中毒性表皮坏死溶解或者 DRESS 综合征[108]。因为 K. A 对青霉素的反应可能会很严重,所以预防性用药不可取,应该启动青霉素的脱敏疗法(见第 72 章)。

案例 32-9,问题 2: 怎样对 K. A. 进行脱敏疗法? 为什么在脱敏疗法前要进行皮试?

如果可能,在诱导耐受开始之前,应对 K. A. 进行皮试(见案例 32-1,问题 3 和 4)以确定她对青霉素的变态反应性[7,34,120]。如果患者有青霉素过敏史,但是皮试阴性,可以接受足量治疗而不需要脱敏,且发生变态反应的风险很低。例如,一位研究者曾报道,对大于 1 500 例皮试阴性的患者使用足量青霉素,仅发生 1 例过敏反应。其他研究者也有类似发现[34,120]。如果无法实施皮试或者 K. A. 的皮试结果为阳性,就必须开始脱敏疗法。短期口服脱敏对青霉素或其他 β-内酰胺类抗生素是有效的方法[121]。

β-内酰胺类药物的口服脱敏疗法优于胃肠外途径,这是因为:(a)口服途径给药引起全身变态反应的可能性低于胃肠外给药;(b)口服 β-内酰胺类药物引起致死性过敏反应的情况非常少见;(c)青霉素主要和次要决定簇与青霉属蛋白所形成的聚合物和结合产物在口服给药途径不易被吸收;(d)血药浓度逐步增高,有利于单价半抗原形成;(e)使用现有给药方式尚未发生致死或危及生命的案例。此外,口服脱敏疗法可以在数小时内完成[7]。如果口服脱敏疗法不可行(例如口服药吸收障碍的患者),可以胃肠外方式给药。虽然皮下给药和肌肉注射也时有应用,但静脉途径更加快速,也可以更好地控制给药速度和浓度,并且可以及时发现并快速治疗不良反应[7,122]。但是,尚未将口服和胃肠外脱敏疗法进行正式比较。脱敏前,患者不应预防性给药,因为这样可能掩盖发生于严重反应之前的轻微变态反应。另外,只有具备相关经验的医师才允许在能够提供急救复苏设备的合适的医疗机构中实施脱敏治疗,因为随时可能发生严重反应[120]。因此,如果 K. A. 皮试阳性或无法进行皮试,应该采取口服脱敏疗法。

案例 32-9,问题 3: K. A. 在诱导耐受期间有发生变态反应的危险吗? 如果诱导耐受成功,给予足量青霉素治疗时她还有发生变态反应的危险吗?

无论选择何种途径或方案,β-内酰胺类药物短期脱敏疗法都存在风险。大约 5% 的患者在脱敏期间有轻微的皮肤反应,而一项研究报道称,口服脱敏期间 20% 的患者会发生反应[7,123]。如果在脱敏过程中发生变态反应,应该对症处理,并在反应减轻后,用减低药物剂量和/或延长给药间隔继续脱敏。脱敏期间严重致命性反应鲜有报道[122]。

然而,β-内酰胺类药物脱敏治疗期间无异常,并不能保证患者采用足量药物治疗时就不发生反应。大约 25%~30% 的患者在治疗期间有轻微反应,5% 有严重反应,包括药物导致血清病、溶血性贫血或荨麻疹[7]。尽管对于那些患有囊性纤维化的患者来说,脱敏可能比较困难,因为他们发生变态反应的可能性较高,但是患有严重疾病或怀孕患者余病情稳定或没有妊娠的患者相比较,反应发生率并无明显差异[123,124]。尽管可能发生反应,绝大多数药物经脱敏后都可用足量治疗,但可能需要使用一些药物来抑制反应(如苯海拉明)[122]。诱导耐受是剂量依赖性的,在诱导耐受完成后,如果剂量陡然增加,仍然可以出现变态反应症状[7]。

案例 32-9,问题 4: 如果 K. A. 今后需要用青霉素,那时她还需再做脱敏治疗吗? 什么是长期脱敏?

一旦达到脱敏状态,在最后一次应用足量抗生素后可持续约48小时左右。这段时间过后,将重新出现药物过敏[7,122]。因此,如果 K. A. 今后需应用青霉素就要再次行脱敏疗法。某些情况下,患者需要较长时间使用抗生素治疗(如心内膜炎患者),或今后可能需要使用 β-内酰胺类药物的患者(如囊性纤维化患者)或 β-内酰胺类药物的职业接触者,都应考虑保持脱敏状态。长期每日口服两次青霉素可安全促成"长期脱敏"。然而,与短期脱敏疗法相似,一旦治疗中止,过敏状态就会复现[7,27]。

其他药物

案例 32-9,问题 5:对非 β-内酰胺类药物过敏的患者也可以成功脱敏吗?

虽然大多数脱敏疗法的经验来自于青霉素和其他 β-内酰胺类,但是还有很多其他的药物也可成功实施脱敏疗法,如别嘌醇、万古霉素、抗肿瘤药物、阿司匹林和单克隆抗体等[66,123,124]。有趣的是,并非所有案例都表现为 IgE 介导的超敏反应。例如,甲氧苄啶-磺胺甲噁唑所致的反应通常发生在 HIV 感染的患者中,可能不是 IgE 介导的。然而,由于甲氧苄啶-磺胺甲噁唑对治疗和预防卡氏肺囊虫性肺炎的作用,常常需要成功实施甲氧苄啶-磺胺甲噁唑的脱敏治疗[124]。

(刘惠 译,吴斌 校,王凌 审)

参考文献

1. Demoly P et al. International consensus on drug allergy. *Allergy*. 2014;69:420.
2. Gandhi TK et al. Adverse drug events in ambulatory care. *N Engl J Med*. 2003;348:1556.
3. Gomes ER, Demoly P. Epidemiology of hypersensitivity drug reactions. *Curr Opin Allergy Clin Immunol*. 2005;5:309.
4. Lazarou J et al. Incidence of adverse drug reactions in hospitalized patients: a meta-analysis of prospective studies. *JAMA*. 1998;279:1200.
5. Classen DC et al. Computerized surveillance of adverse drug events in hospital patients [published correction appears in *JAMA*. 1992;267:1922]. *JAMA*. 1991;266:2847.
6. de Weck A. Pharmacological and immunochemical mechanisms of drug hypersensitivity. *Immunol Allergy Clin North Am*. 1991;11:461.
7. Celik G. Drug Allergy. In: Adkinson NF, ed. *Middleton's Allergy: Principles and Practice*. 7th ed. St. Louis, MO: Mosby; 2008:1205.
8. Pichler WJ et al. Pharmacological interaction of drugs with immune receptors: the p-i concept. *Allergol Int*. 2006;55:17.
9. Gerber BO, Pichler WJ. Cellular mechanisms of T cell mediated drug hypersensitivity. *Curr Opin Immunol*. 2004;16:732.
10. Illing PT et al. Immune self-reactivity triggered by drug-modified HLA-peptide repertoire. *Nature*. 2012;486:554.
11. Wei CY et al. Direct interaction between HLA-B and carbamazepine activates T cells in patients with Stevens–Johnson syndrome. *J Allergy Clin Immunol*. 2012;129:1562.
12. Pavlos R et al. HLA and pharmacogenetics of drug hypersensitivity. *Pharmacogenomics*. 2012;13:1285.
13. Adkinson NF Jr. Risk factors for drug allergy. *J Allergy Clin Immunol*. 1984;74(4 Pt 2):567.
14. Bigby M et al. Drug-induced cutaneous reactions. A report from the Boston Collaborative Drug Surveillance Program on 15,438 consecutive inpatients, 1975 to 1982. *JAMA*. 1986;256:3358.
15. Johnson-Reagan L, Bahna SL. Severe drug rashes in three siblings simultaneously. *Allergy*. 2003;58:445.
16. Man CB et al. Association between HLA-B*1502 allele and antiepileptic drug-induced cutaneous reactions in Han Chinese. *Epilepsia*. 2007;485:1015.
17. Barbarino JM et al. PharmGKB summary: very important pharmacogene information for human leukocyte antigen B. *Pharmacogenet Genomics*. 2015;25:205.
18. Ma MK et al. Genetic basis of drug metabolism. *Am J Health Syst Pharm*. 2002;59:2061.
19. Evans WE, McLeod HL. Pharmacogenomics—drug disposition, drug targets, and side effects. *N Engl J Med*. 2003;348:538.
20. Breathnach SM. Mechanisms of drug eruptions: Part I. *Australas J Dermatol*. 1995;36:121.
21. Svensson CK et al. Cutaneous drug reactions. *Pharmacol Rev*. 2001;53:357.
22. Pirmohamed M. Genetic factors in the predisposition to drug-induced hypersensitivity reactions. *AAPS J*. 2006;8:E20.
23. Mallal S et al. Association between presence of HLA-B* 5701, HLA-DR7, and HLA-DQ3 and hypersensitivity to HIV-1 reverse-transcriptase inhibitor abacavir. *Lancet*. 2002;359:727.
24. Hung SI et al. HLA-B*5801 allele as a genetic marker for severe cutaneous adverse reactions caused by allopurinol [published correction appears in *Proc Natl Acad Sci USA*. 2005;102:6237]. *Proc Natl Acad Sci USA*. 2005;102:4134.
25. Lucas A et al. HLA-B*5701 screening for susceptibility to abacavir hypersensitivity. *J Antimicrob Chemother*. 2007;59:591.
26. Chirac A, Demoly P. Drug allergy diagnosis. *Immun Allergy Clin North Am*. 2014;34:461.
27. Anderson JA. Allergic reactions to drugs and biological agents. *JAMA*. 1992;268:2844.
28. Scherer K, Bircher AJ. Danger signs in drug hypersensitivity. *Med Clin North Am*. 2010;94·681.
29. Johansson SG et al. Revised nomenclature for allergy for global use: Report of the Nomenclature Review Committee of the World Allergy Organization, 2003. *J Allergy Clin Immunol*. 2004;113:832.
30. Kuruvilla M, Khan D. Anaphylaxis to drugs. *Immunol Allergy Clin North Am*. 2015;35:303.
31. Meth MJ, Sperber KE. Phenotypic diversity in delayed drug hypersensitivity: an immunologic explanation. *Mt Sinai J Med*. 2006;73:769.
32. Shiohara T, Kano Y. A complex interaction between drug allergy and viral infection. *Clin Rev Allergy Immunol*. 2007;33:124.
33. *PRE-PEN Benzylpenicilloyl Polylysine Injection Solution [package insert]*. Round Rock, TX: ALK-Abello, Inc; 2010. http://penallergytest.com/app/uploads/sites/2/Pre-Pen-Package-Insert.pdf accessed 7/20/17
34. Lin RY. A perspective on penicillin allergy. *Arch Intern Med*. 1992;152:930.
35. Kranke B, Aberer W. Skin testing for IgE-mediated drug allergy. *Immunol Allergy Clin North Am*. 2009;29:503.
36. Perencevich EN et al. Benefits of negative penicillin skin test results persist during subsequent hospital admissions. *Clin Infect Dis*. 2001;32:317.
37. Sheperd G. Allergy to β-lactam antibiotics. *Immunol Allergy Clin North Am*. 1991;11:611.
38. Romano A et al. Immediate hypersensitivity to cephalosporins. *Allergy*. 2002;57(Suppl 72):52.
39. Riezzo I et al. Ceftriaxone intradermal test-related fatal anaphylactic shock: a medico-legal nightmare. *Allergy*. 2010;65:130.
40. Greenberger PA. Drug allergy. *J Allergy Clin Immunol*. 2006;117(2 Suppl Mini-Primer):S464.
41. Robinson JL et al. Practical aspects of choosing an antibiotic for patients with a reported allergy to an antibiotic. *Clin Infect Dis*. 2002;35:26.
42. Romano A et al. Immediate allergic reactions to cephalosporins: cross-reactivity and selective responses. *J Allergy Clin Immunol*. 2000;106:1177.
43. Blanca M et al. Side-chain-specific reactions to betalactams: 14 years later. *Clin Exp Allergy*. 2002;32:192.
44. Romano A et al. Imipenem in patients with immediate hypersensitivity to penicillins. *N Engl J Med*. 2006;354:2835.
45. Atanaskovic-Markovic M et al. Tolerability of meropenem in children with IgE-mediated hypersensitivity to penicillins. *Allergy*. 2008;63:237.
46. Frumin J, Gallagher JC. Allergic cross-sensitivity between penicillin, carbapenem, and monobactam antibiotics: what are the chances? *Ann Pharmacother*. 2009;43:304.
47. Perez Pimiento A et al. Aztreonam and ceftazidime: evidence of in vivo cross allergenicity. *Allergy*. 1998;53:624.
48. Sampson HA et al. Second symposium on the definition and management of anaphylaxis: summary report—Second National Institute of Allergy and Infectious Disease/Food Allergy and Anaphylaxis Network symposium. *J Allergy Clin Immunol*. 2006;117:391.
49. Lieberman P et al. The diagnosis and management of anaphylaxis practice parameter: 2010 update [published correction appears in *J Allergy Clin Immunol*. 2010;126:1104]. *J Allergy Clin Immunol*. 2010;126:477.
50. Delage C, Irey NS. Anaphylactic deaths: a clinicopathologic study of 43 cases. *J Forensic Sci*. 1972;17:525–540.

51. Kishimoto TK et al. Contaminated heparin associated with adverse clinical events and activation of the contact system [published correction appears in *N Engl J Med.* 2010;362:1056]. *N Engl J Med.* 2008;358:2457.

52. Liu H et al. Lessons learned from the contamination of heparin. *Nat Prod Rep.* 2009;26:313–321.

53. Ben-Shoshan M, Clarke AE. Anaphylaxis: past, present and future. *Allergy.* 2011;66:1.

54. Sheikh A et al. Adrenaline (epinephrine) for the treatment of anaphylaxis with and without shock. *Cochrane Database Syst Rev.* 2008(4):CD006312.

55. Sheikh A et al. H1-antihistamines for the treatment of anaphylaxis with and without shock. *Cochrane Database Syst Rev.* 2007(1):CD006160.

56. Choo KJ et al. Glucocorticoids for the treatment of anaphylaxis: Cochrane systematic review. *Allergy.* 2010;65:1205.

57. Kemp SF et al. Epinephrine: the drug of choice for anaphylaxis. A statement of the World Allergy Organization. *Allergy.* 2008;63:1061.

58. Manivannan V et al. A multifaceted intervention increases epinephrine use in adult emergency department anaphylaxis patients. *J Allergy Clin Immunol Pract.* 2014;2:294.

59. Brown SG. Cardiovascular aspects of anaphylaxis: implications for treatment and diagnosis. *Curr Opin Allergy Clin Immunol.* 2005;5:359.

60. Evora PR, Simon MR. Role of nitric oxide production in anaphylaxis and its relevance for the treatment of anaphylactic hypotension with methylene blue. *Ann Allergy Asthma Immunol.* 2007;99:306.

61. Buhner D, Grant JA. Serum sickness. *Dermatol Clin.* 1985;3:107.

62. Lawley TJ et al. A study of human serum sickness. *J Invest Dermatol.* 1985;85(1 Suppl):129s.

63. Erffmeyer JE. Serum sickness. *Ann Allergy.* 1986;56:105.

64. Lin RY. Serum sickness syndrome. *Am Fam Physician.* 1986;33:157.

65. Pichler WJ et al. Drug hypersensitivity reactions: patho-mechanism and clinical symptoms. *Med Clin North Am.* 2010;94:645.

66. Schnyder B. Approach to the patient with drug allergy. *Immunol Allergy Clin North Am.* 2009;29:405.

67. Johnson DH, Cunha BA. Drug fever. *Infect Dis Clin North Am.* 1996;10:85.

68. Patel RA, Gallagher JC. Drug fever. *Pharmacotherapy.* 2010;30:57.

69. Mackowiak PA, LeMaistre CF. Drug fever: a critical appraisal of conventional concepts. An analysis of 51 episodes in two Dallas hospitals and 97 episodes reported in the English literature. *Ann Intern Med.* 1987;106:728.

70. Cunha BA, Shea KW. Fever in the intensive care unit. *Infect Dis Clin North Am.* 1996;10:185.

71. Calabrese LH. Differential diagnosis of hypersensitivity vasculitis. *Cleve Clin J Med.* 1990;57:506.

72. Semble EL et al. Vasculitis. A practical approach to management. *Post Grad Med.* 1991;90:161.

73. Dedeoglu F. Drug-induced autoimmunity. *Curr Opin Rheumatol.* 2009;21:547.

74. Wiik A. Drug-induced vasculitis. *Curr Opin Rheumatol.* 2008;20:35.

75. Bircher AJ, Scherer K. Delayed cutaneous manifestations of drug hypersensitivity. *Med Clin North Am.* 2010;94:711.

76. Carlson JA et al. Cutaneous vasculitis update: diagnostic criteria, classification, epidemiology, etiology, pathogenesis, evaluation and prognosis. *Am J Dermatopathol.* 2005;27:504.

77. Antonov D et al. Drug-induced lupus erythematosus. *Clin Dermatol.* 2004;22:157.

78. Perry HM Jr et al. Relationship of acetyl transferase activity to antinuclear antibodies and toxic symptoms in hypertensive patients treated with hydralazine. *J Lab Clin Med.* 1970;76:114.

79. Skaer TL. Medication-induced systemic lupus erythematosus. *Clin Ther.* 1992;14:496.

80. Valeyrie-Allanore L et al. Drug-induced skin, nail and hair disorders. *Drug Saf.* 2007;30:1011.

81. Tan EM et al. The 1982 revised criteria for the classification of systemic lupus erythematosus. *Arthritis Rheum.* 1982;25:1271.

82. Petri M et al. Derivation and validation of the systemic lupus international collaborating clinics classification criteria for systemic lupus erythematosus. *Arthritis Rheum.* 2012;64:2677.

83. Yu C et al. Diagnostic criteria for systemic lupus erythematous: a critical review. *J Auto Immunity.* 2014;48:10.

84. Cameron HA, Ramsay LE. The lupus syndrome induced by hydralazine: a common complication with low dose treatment. *Br Med J (Clin Res Ed).* 1984;289(6442):410.

85. Henningsen NC et al. Effects of long-term treatment with procaine amide. A prospective study with special regard to ANF and SLE in fast and slow acetylators. *Acta Med Scand.* 1975;198:475.

86. Kosowsky BD et al. Long-term use of procaine amide following acute myocardial infarction. *Circulation.* 1973;47:1204.

87. Blomgren SE et al. Antinuclear antibody induced by procainamide. A prospective study. *N Engl J Med.* 1969;281:64.

88. Solinger AM. Drug-related lupus. Clinical and etiologic considerations. *Rheum Dis Clin North Am.* 1988;14:187.

89. Machold KP, Smolen JS. Interferon-gamma induced exacerbation of systemic lupus erythematosus. *J Rheumatol.* 1990;17:831.

90. Alarcon-Segovia D et al. Clinical and experimental studies on the hydralazine syndrome and its relationship to systemic lupus erythematosus. *Medicine (Baltimore).* 1967;46:1.

91. VanArsdel P. Pseudoallergic drug reactions. Introduction and general review. *Immunol Allergy Clin North Am.* 1991;11:635.

92. Burke P, Burne SR. Allergy associated with ciprofloxacin. *BMJ.* 2000;320:679.

93. deShazo RD, Kemp SF. Allergic reactions to drugs and biologic agents. *JAMA.* 1997;278:1895.

94. Manning M. Pseudoallergic drug reactions. Aspirin, non- steroidal anti-inflammatory drugs, dyes, additives, and preservatives. *Immunol Allergy Clin North Am.* 1991;11:659.

95. Sanchez-Borges M. NSAID hypersensitivity (respiratory, cutaneous, and generalized anaphylactic symptoms). *Med Clin North Am.* 2010;94:853.

96. Berkes EA. Anaphylactic and anaphylactoid reactions to aspirin and other NSAIDs. *Clin Rev Allergy Immunol.* 2003;24:137.

97. Pacor ML et al. Safety of rofecoxib in subjects with a history of adverse cutaneous reactions to aspirin and/or non- steroidal anti-inflammatory drugs. *Clin Exp Allergy.* 2002; 32:397.

98. Quiralte J et al. Safety of selective cyclooxygenase-2 inhibitor rofecoxib in patients with NSAID-induced cutaneous reactions. *Ann Allergy Asthma Immunol.* 2002;89:63.

99. Szczeklik A et al. Safety of a specific COX-2 inhibitor in aspirin-induced asthma. *Clin Exp Allergy.* 2001;31:219.

100. Woessner KM et al. The safety of celecoxib in patients with aspirin-sensitive asthma. *Arthritis Rheum.* 2002;46:2201.

101. Hoover T et al. Angiotensin converting enzyme inhibitor induced angio-oedema: a review of the pathophysiology and risk factors. *Clin Exp Allergy.* 2010;40:50.

102. Bas M et al. A randomized trial of icatibant in ACE-inhibitor–induced angioedema. *N Engl J Med.* 2015;372:418.

103. Sica DA, Black HR. Angioedema in heart failure: occurrence with ACE inhibitors and safety of angiotensin receptor blocker therapy. *Congest Heart Fail.* 2002;8:334.

104. Kyrmizakis DE et al. Angiotensin-converting enzyme inhibitors and angiotensin II receptor antagonists. *Arch Otolaryngol Head Neck Surg.* 2004;130:1416.

105. Pylypchuk GB. ACE inhibitor-versus angiotensin II blocker-induced cough and angioedema. *Ann Pharmacother.* 1998;32:1060.

106. Brockow K. Immediate and delayed reactions to radiocontrast media: is there an allergic mechanism? *Immunol Allergy Clin North Am.* 2009;29:453.

107. Laser EC. Pseudoallergic drug reactions. Radiographic contrast media. *Immunol Allergy Clin North Am.* 1991;11:645.

108. Khan DA, Solensky R. Drug allergy. *J Allergy Clin Immunol.* 2010;125(2 Suppl 2):S126.

109. Greenberger PA et al. Two pretreatment regimens for high- risk patients receiving radiographic contrast media. *J Allergy Clin Immunol.* 1984;74(4 Pt 1):540.

110. Schabelman E, Witting M. The relationship of radiocontrast, iodine, and seafood allergies: a medical myth exposed. *J Emerg Med.* 2010;39:701.

111. Fishbane S et al. The safety of intravenous iron dextran in hemodialysis patients. *Am J Kidney Dis.* 1996;28:529.

112. Chertow GM et al. Update on adverse drug events associated with parenteral iron. *Nephrol Dial Transplant.* 2006;21:378.

113. MacDougall IC et al. A randomized comparison of ferumoxytol and iron sucrose for treating iron deficiency anemia in patients with CKD. *Clin J Am Soc Nephrol.* 2014;9:705.

114. Baile GR. Comparison of rates of reported adverse events associated with IV iron products in the United States. *Am J Health Syst Pharm.* 2012;69:310.

115. *FERAHEME Ferumoxytol Injection [package insert].* Waltham, MA: AMAG Pharmaceuticals Inc; 2015. http://www.feraheme.com/pdfs/Feraheme_Full_Prescribing_Information_2015.pdf. Accessed June 1, 2015.

116. Onken JE et al. Ferric carboxymaltose in patients with iron-deficiency anemia and impaired renal function: the REPAIR-IDA trial. *Nephrol Dial Transplant.* 2014;29(4):833–842.

117. Onken JE et al. A multicenter, randomized, active-controlled study to investigate the efficacy and safety of intravenous ferric carboxymaltose in patients with iron deficiency anemia. *Transfusion.* 2014;54(2):306–315.

118. *INJECTAFER Ferric Carboxymaltose Injection [package insert].* Shirley, NY: American Regenet, INC; 2013. http://www.injectafer.com/pdf/Prescribing_Information.pdf. Accessed June 1, 2015.

119. Bregman DB et al. Experience with intravenous ferric carboxymaltose in

patients with iron deficiency anemia. *Ther Adv Hematol*. 2014;5(2):48–60.

120. Wedner HJ. Drug allergy prevention and treatment. *Immunol Allergy Clin North Am*. 1991;11:679.

121. Castells M. Rapid desensitization for hypersensitivity reactions to medications. *Immunol Allergy Clin North Am*. 2009;29:585.

122. Solensky R. Drug desensitization. *Immunol Allergy Clin North Am*. 2004; 24:425.

123. Stark BJ et al. Acute and chronic desensitization of penicillin- allergic patients using oral penicillin. *J Allergy Clin Immunol*. 1987;79:523.

124. Earl HS, Sullivan TJ. Acute desensitization of a patient with cystic fibrosis allergic to both beta-lactam and aminoglycoside antibiotics. *J Allergy Clin Immunol*. 1987;79:477.

第 33 章　系统性红斑狼疮

Jerika T. Lam, Ann M. Lynch, and Mary A. Gutierrez

核心原则

		章节案例
①	系统性红斑狼疮(systemic lupus erythematosus,SLE)对多器官系统造成影响,其诊断基于美国风湿病学会(American College of Rheumatology,ACR)和系统性红斑狼疮研究中心(Systemic Lupus Collaborating Clinics,SLICC)的临床发现和客观标准。	案例 33-1(问题 1~4) 案例 33-2(问题 1) 表 33-2,图 33-1
②	SLE 的治疗非常复杂且涉及多个专业领域,包括心脏病学和风湿病学。	案例 33-2(问题 2)
③	SLE 的治疗包括非甾体抗炎药、皮质类固醇、抗疟药和免疫抑制剂的使用。应根据 SLE 的治疗目标来制订治疗方案。	案例 33-2(问题 3) 案例 33-3(问题 1~3 和 5~6) 表 33-4
④	女性 SLE 患者在选择药物治疗时应考虑到妊娠因素。	案例 33-3(问题 7 和 8)
⑤	羟氯喹和环磷酰胺可能引起不良反应。对于 SLE 患者应考虑到这些药物在治疗过程中带来的副作用并对其进行分析监测。	案例 33-3(问题 4 和 9~11) 表 33-4
⑥	贝利木单抗是第一种通过美国食品药品管理局认证的可以用于 SLE 的生物治疗药物。适当的使用和持续监测能够优化其治疗。	方案 33-3(问题 12~17) 表 33-3,表 33-4
⑦	治疗 SLE 的过程中会出现多种药物的相互作用,同时使用羟氯喹和抗酸剂可能会产生潜在的不良影响。	案例 33-4(问题 1 和 2) 表 33-5
⑧	药师在 SLE 的宣教、副作用的治疗和药物相互作用的监测方面起到了重要作用。	案例 33-3(问题 2、3、5~9 和 13) 案例 33-4(问题 2 和 3) 表 33-4,表 33-5,表 33-6

一般原则

　　系统性红斑狼疮(systemic lupus erythematosus,SLE)是一种慢性自身免疫性炎症疾病,影响多器官系统,主要是结缔组织。它的表现和病情发展是不可预测且高度可变的。这种多器官疾病的特征是炎症反应、自身抗体的产生、补体固定免疫复合物的沉积以及疾病发作和缓解期之间交替的临床模式[1]。从本质上说,免疫系统攻击自身的细胞和组织,导致持续的炎症反应以及组织和/或器官损伤。而 SLE 可以影响所有器官如肺脏、神经系统、心血管系统,主要影响皮肤、关节和肾脏[2]。SLE 患者十年生存率约为 70%[3]。

流行病学

　　SLE 在女性中比男性中更常见(9∶1),一般发生在育龄期,发病高峰年龄在 15~45 岁之间[4,5]。据估计,美国每年报道超过 16 000 例新发 SLE 病例,平均患者数量为150 万人。在全球约有 500 万人受到 SLE 的折磨[6]。SLE 的发病通常是缓慢的,它通常以良性疾病开始,没有体征或症状(临床前阶段),到轻至中度症状,病情加重或恶化,导致影响到其他器官并造成损伤(临床阶段)。随着时间的推移,该疾病将不断地复发和缓解,直到成为严重的潜在性致命疾病(并发症阶段)[7]。与累及肾脏和中枢神经系统的患者相比,单独的皮肤或是肌肉骨骼出现症状的患者病情发展较慢、存活率更高,而那些影响到了肾脏和中枢神经的患者则更严重。

病理生理学

SLE 的病因至今尚未明确,遗传、种族、环境和激素水平等被认为是潜在的致病风险。在 SLE 的遗传学研究中显示,没有明显的孟德尔遗传定律模式。SLE 患者的兄弟姐妹发病率约为 2%[8]。同卵双胞胎的发病率约为异卵双胞胎的 10 倍[4],SLE 患者的一级亲属比健康人群的一级亲属发病风险高 20 倍[9,10]。该疾病的遗传风险在多基因的缺陷方面多于单一的基因缺陷。有趣的是,全基因组研究已经确定了 SLE 和其他自身免疫性疾病之间存在共有的危险性等位基因,如类风湿性关节炎、Graves 病、多发性硬化、1 型糖尿病和银屑病[11]。SLE 在有色人种中的发病率比白人女性高 2~3 倍[6]。此外,在非裔美国人、亚裔美国人、美洲土著人和西班牙裔妇女中,发病现象更为严峻[4,12]。然而,所有年龄、性别和祖先背景的个体都容易患上这种疾病。

环境因素与 SLE 的关系尚不清楚。与 SLE 有关的一些暴露性因素包括吸烟和紫外线辐射[13]。假设提出吸烟与抗双链 DNA(anti-dsDNA)的形成间接相关,并且烟草暴露可影响免疫调节。因此,在遗传易感个体中,吸烟降低了清除凋亡细胞的能力,细胞内抗原的过量可能导致自身抗体,如抗双链 DNA 的产生[14]。

紫外线辐射

暴露在阳光下可能会导致 SLE 的产生,并可能加剧已经存在的症状。紫外线辐射与 SLE 的皮肤临床表现有关,如黄斑、丘疹或大疱性病变和红斑[15]。

通过紫外线照射所诱发的系统性疾病是罕见的。可能与紫外辐射和 SLE 的病理有关的发病机制是干燥综合征 A 型(anti-Ro/SSA)和 B 型(anti-La/SSB)循环抗体与抗原颗粒结合导致免疫应答[2,15]。然而,与 SLE 相比干燥综合征 Ro/SSA 和 La/SSB 循环抗体与干燥综合征更相关。

病毒感染

多年来,人们一直认为病毒,尤其是疱疹病毒和 EB 病毒(EBV)可以通过多克隆免疫激活 SLE,导致自身免疫系统的激活[16]。EBV 可驻留在 B 细胞中,并与 B 细胞相互作用,促进干扰素 α 的产生,并有助于炎症反应。

雌激素

女性患病率高表明雌激素或孕酮等激素可能与疾病加重有关。孕期雌激素和孕酮水平在整个孕期内均有所增加。这些激素可以导致成熟的、高亲和力的自身反应性 B 细胞的增加,从而导致自身免疫反应[17]。数据表明,SLE 在怀孕期间会加重的表现无法支持该理论,因为妊娠中晚期合并 SLE 的患者的雌激素和孕酮水平低于健康孕妇[17]。有趣的是,激素替代疗法与绝经后妇女 SLE 症状恶化有关[18]。X 染色体也可能独立参与 SLE 的发生,其中两个

X 染色体的结合比 XY 的结合增加了 SLE 的严重性[19]。基因 CD40 位于 X 染色体上,已被认为和疾病的发病机制呈正相关。

免疫异常

大量自身抗体的产生表明 SLE 是一种整体失调,免疫功能异常的疾病。免疫系统的异常包括免疫复合物、T 淋巴细胞、细胞因子和抗体异常[13]。SLE 患者的 T 细胞和 B 细胞改变了抗原受体介导的活性。B 细胞在 SLE 中起到了关键作用。它们产生自身抗体的同时,促进炎症并介导组织损伤。自身抗体是免疫球蛋白 G(IgG)介导的,T 淋巴细胞有助于刺激 B 细胞产生抗体。此外,B 细胞处理并向 T 细胞呈递抗原和自身抗原,促进了疾病的发生[20]。先天免疫系统(即 toll 受体、浆细胞样树突状细胞和干扰素 α)和适应性免疫网络也有助于产生自身反应性 B 细胞和自身抗体[21]。同样,来自细胞凋亡的细胞碎片进一步刺激免疫系统的激活。细胞碎片的清除减少可能与低补体水平有关,如 C1q、C2 和 C4,它们通常帮助吞噬细胞和巨噬细胞清除凋亡物质和自身反应性 B 细胞。因此,免疫复合物的沉积会导致器官损伤、全身炎症和疼痛[5,13]。

分类标准

1971 年,美国风湿病学会(American College of Rheumatology,ACR)的诊断和治疗标准委员会开发了疾病分类标准系统。由于尚没有单独诊断 SLE 的试验,这个分类标准已被用于 SLE 的诊断。1982 年初修订和 1997 年的再修订,都囊括了更多器官而不仅仅是皮肤受到影响(表 33-1)[22]。2012 年,系统性狼疮国际协作组(Systemic Lupus International Collaborative Clinics,SLICC)修订和验证了 ACR 的 SLE 分类标准,以提高其临床相关性并纳入 SLE 中关于免疫学的最新信息(表 33-2)[23]。无论是分类系统,ACR1997,或者是 SLICC 2012,都可以作为参考的分类标准。

临床表现

SLE 的临床特征多种多样,并且在不同患者中有所不同。征兆和症状在疾病的早期可能非常敏感,在疾病过程中,会随着病情的缓解,可能出现轻微到严重症状的波动[24]。这种疾病的临床表现可以分为全身症状,肌肉骨骼症状和皮肤黏膜症状。

全身症状通常包括疲劳、全身不适、发烧和体重减轻。这些可能发生在疾病的早期。疲劳是最常见的表现,并且可能是早衰的症状[25,26]。肌肉骨骼症状包括关节炎、关节疼痛和肌肉疼痛。在疾病早期,症状可能与类风湿性关节炎混淆,尤其是间歇性对称关节炎和关节疼痛。与 SLE 相关的关节炎是无侵蚀性的,并且对关节不会造成损伤,即使它对手、腕、膝盖和脚的关节有所影响。肌肉症状可能出现在活动期,或继发于羟氯喹和皮质类固醇的治疗[27]。

表 33-1

美国风湿病学会修订的系统性红斑狼疮分类标准,1982 和 1997 修订版[22,46]

标准	定义
1. 颧皮疹	固定红斑,扁平或隆起,超过颧骨隆起,保留鼻唇沟
2. 盘状皮疹	红斑隆起性斑块伴粘连性角化性鳞屑和滤泡堵塞;萎缩性瘢痕可在老年性病变中出现
3. 光敏性	根据患者的病史或医生观察,对日光的异常反应导致皮疹
4. 口腔溃疡	口腔或鼻咽溃疡,通常是无痛的,由医生观察
5. 非糜烂性关节炎	发生在两个或多个外周关节,以压痛、肿胀或积液为特征
6. 浆膜炎	胸膜炎:证实有胸膜炎疼痛史或由医生听到的摩擦或胸腔积液的证据 或 心包炎:通过心电图或摩擦音或心包积液的证据记录
7. 肾脏疾病	连续尿蛋白>0.5g/d 或者如果不进行定量>3+ 或 细胞铸型:可分为红细胞、血红蛋白、颗粒状、管状或混合状
8. 神经系统病变	癫痫:没有违禁药物或已知代谢紊乱(如尿毒症,酮症酸中毒或电解质失衡) 或 精神病:没有违禁药物或已知代谢紊乱(如尿毒症,酮症酸中毒或电解质失衡)
9. 血液系统异常	溶血性贫血:伴网织红细胞增多症 或 白细胞减少:<4 000/mm^3 2 次以上 或 血细胞减少:<1 500/mm^3 2 次以上 或 血小板减少症:在没有违禁药物的情况下<100 000/mm^3
10. 免疫学异常	抗 DNA:天然 DNA 的抗体浓度异常 或 抗 Sm:SM 核抗原抗体的存在 或 抗磷脂抗体的阳性发现 ■ 血清 IgG 或 IgM 的心磷脂抗体异常 ■ 用标准方法测定狼疮抗凝剂的阳性试验结果 或 ■ 梅毒螺旋体固定化或荧光螺旋体抗体吸收试验证实的至少 6 个月的假阳性结果
11. 抗核抗体阳性	在没有使用可引起狼疮综合征相关药物的情况下,通过免疫荧光或在任何时间点进行等效测定抗核抗体的浓度异常

抗 DNA,抗脱氧核糖核酸;抗 Sm,抗史密斯抗体;IgG 和 IgM,免疫球蛋白 G 和 M

表 33-2

系统性红斑狼疮国际合作 2012 临床分类标准用于系统性红斑狼疮的分类[23]

患者（男性或女性）被定义为 SLE	■ 满足表 33-1 中列出的标准中的 4 项,且包括至少一个临床标准和一个免疫标准 或 ■ 活检证实的肾炎与 SLE 和抗核抗体（ANA）或抗双链 DNA 抗体兼容

SLICC 分类标准中的临床和免疫学标准[a]

临床标准

1. 急性皮肤狼疮(包括狼疮性皮疹,不包括颧盘皮疹)及以下:	■ 大疱性狼疮 ■ SLE 中毒性表皮坏死松懈性变异体 ■ 斑丘疹性红疹 ■ 无皮肌炎的光敏性狼疮皮疹 或 ■ 亚急性皮肤狼疮 　■ 非硬化性银屑病和/或环状多环病变,虽然偶尔伴有炎后色素脱失或毛细血管扩张,但愈合后无瘢痕
2. 慢性皮肤狼疮包括下列内容:	■ 经典盘状皮疹 　■ 局部(颈部以上) 　■ 整体(包括颈部以上和以下) ■ 肥厚(疣状)狼疮 ■ 狼疮性脂膜炎(深部) ■ 黏膜狼疮 ■ 肿瘤性红斑狼疮 ■ 冻疮狼疮 ■ 盘状狼疮/扁平苔癣重叠
3. 口腔溃疡包括以下几种:(在没有其他原因的情况下,如血管炎、白塞病、感染(疱疹病毒)、炎症性肠病、反应性关节炎和酸性食物)	■ 腭 　■ 颊 　■ 舌 或 ■ 鼻溃疡
4. 无瘢痕脱发(无其他原因如斑秃、药物、铁缺乏和雄激素性脱发)	■ 弥漫性变薄或毛发脆弱,伴可见的头发破坏
5. 滑膜炎	■ 涉及两个或多个关节 ■ 特征性的 　■ 肿胀或积液 或 　■ 两个或多个关节的压痛和至少 30min 的晨僵
6. 浆膜炎	■ 典型胸膜炎 1 日以上 或 ■ 心包积液 或 ■ 心包损伤 或 ■ 心电图显示的心包炎

表 33-2

系统性红斑狼疮国际合作 2012 临床分类标准用于系统性红斑狼疮的分类[23]（续）

7. 肾（无其他原因，如感染、尿毒症和德雷斯勒心包炎）	■ 尿蛋白与肌酐比值（或 24 小时蛋白）为 500mg 蛋白/24 小时 或 ■ 红细胞铸型
8. 神经病学	■ 癫痫 ■ 精神病 ■ 在没有其他已知情况下的多发性单神经炎，例如原发性血管炎 ■ 脊髓炎 ■ 在没有其他已知原因下的周围或颅神经病变，如原发性血管炎、感染和糖尿病 ■ 在没有其他原因下的急性中毒，包括毒性/代谢、尿毒症、药物
9. 溶血性贫血	
10. 白细胞减少症	■ 至少 1 次化验白细胞 < 4 000/mm³（在没有其他已知病因的情况下，如 Felty 综合征、药物、门静脉高压症和血栓性血小板减少性紫癜）
免疫学标准	
1. ANA	■ 实验室参考范围以上
2. 抗双链 DNA 抗体	■ 抗体高于实验室参考范围（或通过 ELISA 检测的参考范围>2 倍）
3. 抗 SM 抗体	■ Sm 核抗原抗体的存在
4. 抗磷脂抗体阳性率由下列各项决定：	■ 狼疮抗凝剂阳性试验结果 ■ RPR 的假阳性检验 ■ 中或高滴度抗 β_2 蛋白抗体水平（IgA、IgG 或 IgM） ■ 抗 β_2 糖蛋白 I（IgA、IgG 或 IgM）的阳性检验结果
5. 补体低	■ 低 C3 ■ 低 C4 ■ 低 CH50
6. 直接 Coombs 试验	■ 在没有溶血性贫血的情况下

a 标准是累积的，不需要同时存在。

ELASA，酶联免疫吸附试验；抗双链 DNA，抗双链脱氧核糖核酸；抗 Sm，抗 Smith 抗体；RPR，快速血浆反应素

SLE 患者经常表现出皮肤黏膜症状。面部的颧或蝴蝶皮疹是经典的皮肤征象之一，但是它可能不存在于所有的 SLE 患者中。这种红色皮疹分布在脸颊和鼻梁，但保留鼻唇沟褶皱。它可以持续数周，并在治疗后不会留有瘢痕。颧皮疹应该与冲洗、皮质类固醇引起的皮肤萎缩、酒渣鼻、脂溢性、特应性和接触性皮炎区分开来[2]。其他皮肤症状包括脱发、盘状病变、光敏反应、甲周红斑、甲襞梗死和碎片出血[28,29]。相比之下，黏膜症状包括了血管炎和口腔、鼻和生殖腔的疼痛、复发性溃疡[27]。Raynaud 现象也可能发生在 SLE 患者身上，它表现为四肢血管痉挛性疾病，主要特征为手的温度降低或压力过大导致其颜色改变[18]。它也可导致无血管性骨坏死，这是 SLE 患者残疾的主要原因[2]。

SLE 的其他临床表现可包括抗磷脂抗体（例如，狼疮抗 β_2-糖蛋白、IgG 和 IgM 抗心磷脂抗体，以及 IgG 和 IgM 抗 β_2-糖蛋白 I）在血液中的进展，并使 SLE 患者处于发展为血凝块的高风险中[30]。网状青斑病是抗磷脂综合征（antiphospholipid syndrome，APS）的共同特征，这将在血液学部分进一步讨论。SLE 的常见症状如图 33-1 所示。其他一些主要器官系统也可能受到 SLE 的影响，包括神经系统、心血管、肺、胃肠道、肾脏和血液系统。

神经系统

SLE 影响中枢神经系统和外周神经系统。大约三分之二的 SLE 患者表现出中枢神经系统症状[30]。总的来说，这两种症状都被描述为神经精神综合征。这些症状的病理机制

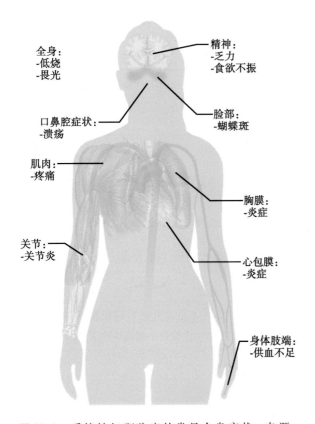

全身：
-低烧
-畏光

精神：
-乏力
-食欲不振

口鼻腔症状：
-溃疡

脸部：
-蝴蝶斑

肌肉：
-疼痛

胸膜：
-炎症

关节：
-关节炎

心包膜：
-炎症

身体肢端：
-供血不足

图 33-1　系统性红斑狼疮的常见全身症状。来源：Haggstrom, Mikael/Wikipedia Commons/Public Domain. http://www. commons. wikipedia. org/wiki/File: SymptomsofSLE. png. Accessed July 26, 2015.

尚不清楚。这些症状可归因于 SLE 的自身免疫特性，其中免疫性抗神经元抗体攻击神经元，造成神经元损伤并导致认知功能障碍，或产生抗磷脂抗体，该抗体损伤血管并可能导致脑栓塞[28]。神经精神病学表现是非特异性和可变的。它们可能出现在不到 40% 的 SLE 患者中，而其余症状则是由于疾病的并发症、治疗和与治疗相关的副作用、感染和代谢异常引起[31]。SLE 患者中焦虑和抑郁的发生率较高。抑郁症在那些因并发症和药物相关的副作用而出现外观变化患者中更为常见[32]。其他症状包括偏头痛、记忆力丧失和癫痫发作。也可能出现其他少见症状，如精神病、精神错乱、周围神经病变、情绪障碍、自主神经功能障碍、运动障碍、格林-巴利综合征和脑血管疾病[27]。与 SLE 相关的神经系统疾病的诊断和实验室测试以及用于 SLE 的治疗仍然具有挑战性[33]。

心血管系统

心血管疾病，特别是与动脉粥样硬化相关的疾病，增加了 SLE 患者的发病率和死亡率。早发动脉粥样硬化与狼疮的病程越长，损害越大，免疫抑制治疗的效果越差[34,35]。与健康人群相比，他们患心肌梗死或中风的风险更高。此外，心包炎和心包积液是 SLE 最常见的心脏并发症，大约 45% 的患者会发生[28,29,30,36]。发病症状从轻度到重度不等。患者可能出现发烧、呼吸困难、心动过速和充血性心力

衰竭。在 80% 以上的 SLE 患者中可能出现其他临床特征，包括左室功能障碍、节段性室壁运动异常、非特异性 ST-T 波改变和射血分数降低[2]。瓣膜异常也是常见的，并与抗磷脂抗体有关。最常见的异常是二尖瓣和主动脉瓣的弥漫性增厚，其次是无菌性赘生物（Libman-Sacks）、心内膜炎性、瓣膜反流和狭窄[2]。这些危险因素，除了合并疾病筛查之外，还包括减少皮质类固醇的长期使用，因为它与高血压的发生有关，戒烟，补充叶酸降低同型半胱氨酸水平，以及 APS 患者用阿司匹林或抗凝药预防血栓形成有关[27]。通过减少炎症性动脉粥样硬化效应，有助于降低心血管风险和控制疾病活动。

案例 33-1

问题 1：T. C. 是一名 45 岁的西班牙裔女性，患有高血压、高胆固醇血症和 18 年的 SLE 病史。在诊断出 SLE 后的前 10 年中，她经常出现 SLE 红斑，使用高剂量泼尼松治疗。结果出现了皮质类固醇诱导的糖尿病和骨质疏松症。在过去的 2 年中，SLE 病情相对稳定，但是 1 个月前她感到不适。T. C. 否认这和以往的 SLE 症状一致，但是据她描述，在躺下时疼痛加剧，在身体前倾时有所缓解，活动不多时仍感到严重疲劳和呼吸急促，在休息后有所缓解但没有恢复至平时状态。遵医嘱服药，包括以下药物：

阿仑膦酸钠 70mg 每周
氢氯噻嗪 25mg 每日早晨
氢氯喹 400mg 每日
赖诺普利 40mg 每日
二甲双胍 1 000mg 每日 2 次
辛伐他汀 40mg 每日
对乙酰氨基酚 650mg 每次疼痛

除了血压升高外，患者的检查结果没有其他显著异常，狼疮抗凝抗体在正常范围内，请问困扰 T. C. 的疲劳和体位性胸痛最可能的原因是什么呢？

长期 SLE 患者患心血管疾病的风险增加，鉴于 T. C. 的 SLE 病情是稳定的，心血管疾病是最有可能导致她目前症状的原因。

案例 33-1，问题 2：哪些检查能证实你的怀疑？

包括心电图、运动负荷试验和超声心动图。心脏负荷检查是确定她心血管疾病的存在和程度的最佳方法，特别是对有症状的患者。

案例 33-1，问题 3：除了向心脏专家咨询外，你还建议 T. C. 现在进行哪些治疗？

推荐使用阿司匹林，因为她最可能的诊断是心血管疾病。她没有活动性 SLE 的证据，所以阿司匹林将是目前预防血栓形成的最佳药物。过早出现动脉粥样硬化伴心血管

症状往往是 SLE 患者的晚期并发症。如果 T. C 已产生抗磷脂抗体和 APS,则可以考虑口服抗凝药物。

案例 33-1,问题 4:SLE 晚期导致高死亡率的最常见原因是什么?

在疾病早期,死亡率主要与受累的器官系统的炎症有关。随着时间推移,死亡率主要与冠状动脉疾病和长期的皮质类固醇治疗以及免疫抑制引起的并发症有关。除了用全身性类固醇治疗 SLE 疾病可能会加重胆固醇的变化外,SLE 疾病本身还会造成低密度脂蛋白的升高和高密度脂蛋白水平的降低。

肺

30% 的 SLE 患者会累及肺部[30],胸膜炎或胸肋膜炎是 SLE 最常见的肺部表现。它与胸痛、咳嗽和呼吸困难有关。胸腔积液是典型的表现,通常与低补体状态下的抗核抗体(ANA)阳性有关[37]。肺泡出血是 SLE 患者的常见表现,尤其是那些具有高滴度抗 dsDNA 抗体和活动性肺外疾病的患者[30]。另一种呼吸系统并发症被命名为"萎缩肺综合征",有 25% 的 SLE 患者会发生此类疾病[2]。其特征是进行性呼吸困难(仰卧位更严重)且膈肌和呼吸肌无力。急性狼疮性肺炎和肺动脉高压虽然罕见,但也可能进展为肺部并发症。

胃肠道

非特异性胃肠道症状包括腹痛、恶心、呕吐、腹泻和胃部不适。这些症状发生在 25% 到 40% 的 SLE 患者中,这可能是并发症或药物副作用[2]。其他临床表现包括消化不良和消化性溃疡。

肾

70% 的 SLE 患者会出现某种形式的肾并发症,这是一个反应预后很差的指标。大约 60% 的患者在患病后的最初 10 年出现肾脏并发症[18]。35% 的患者在 SLE 诊断时将发展成肾病综合征或狼疮肾炎(lupus nephritis,LN)[38]。它是一种严重的肾脏并发症,增加了肾衰竭、心血管疾病的发生率和死亡率[39]。LN 是由炎症和肾小球中由抗 dsDNA 组成的免疫复合物沉积引起的。它包括蛋白尿(>0.5g/24 小时)和/或血尿,表现为活动性尿沉渣(>5RBC/高倍视野,脓尿,或细胞铸型),此外还会显著降低肌酐清除率。对于无活性沉淀物且>500mg/d 的蛋白尿患者,建议每 3~6 个月进行 1 次尿液分析,持续 3 年。对于有抗 dsDNA 抗体和/或低补体血症的患者需要进行更频繁地监测,建议每 3 个月进行 1 次[40]。

除了进行尿液分析外,还需要对所有合并肾并发症的狼疮患者进行肾活检,以确定狼疮性肾炎的组织学亚型和疾病的严重程度[41,42]。病理报告可以阐明炎症(可逆)和慢性(不可逆瘢痕)变化的程度。LN 是一种长期疾病,伴有红斑往往需要反复活检和反复治疗(参见第 28 章,案例 28-4)。

血液系统

SLE 患者可能发生血液系统疾病。最常见的血液学表现是正细胞正色素性贫血,这在年轻的月经期妇女中经常被忽视。缺铁也可能发生。贫血的一个常见原因是慢性炎症抑制了红细胞生成。患者可能 Coombs 实验阳性而无明显的溶血现象[42]。白细胞减少和血小板减少也是常见的表现,这可能是并发症的一种或是 SLE 的药物治疗的副作用。白细胞减少症通常是由淋巴细胞减少引起的,不是粒细胞减少症[43]。SLE 患者也可能发展成血栓性疾病,称为 APS。APS 的特征是血清中磷脂自身抗体的增多。抗磷脂抗体干扰凝血系统,特别是蛋白 C 和内皮细胞的功能[13]。APS 特征表现为静脉或动脉血栓形成、流产或自然流产,以及抗磷脂抗体引起的血小板减少[27]。欧洲风湿病联盟(European League Against Rheumatism,EULAR)建议 SLE 患者服用小剂量阿司匹林和抗磷脂抗体,作为预防血栓形成和流产的首选治疗方法[7]。长期使用口服抗凝剂被认为是 SLE 合并 APS 合并血栓形成的非妊娠患者的二级预防措施。另一方面,妊娠合并 SLE 和 APS 患者应使用低分子肝素和阿司匹林。

淋巴结病变是 SLE 的常见表现,其中 15% 至 26% 的患者会发生淋巴结病变。但是,弥漫性淋巴结肿大是一种非常罕见的现象[44,45]。淋巴结活检可以被考虑用来排除其他疾病可能。

诊断

诊断是基于 ACR 分类的 11 个标准中,连续或同时存在 4 个或 4 个以上。修订后的标准对 SLE 诊断的敏感性为 83%,特异性为 96%,但仍存在一些缺点[22,46]。例如,许多经活检证实的 LN 患者不符合标准。此外,在影像学、血清学和脑脊液检测方面也有许多进展,使得现有的中枢神经系统定义已经过时。SLICC 指导性地提出了该疾病的新标准[23]。根据 SLICC 标准,一个患者当 11 项标准中至少有 4 项存在时被诊断为 SLE,其中一项必须是临床标准,一项必须是免疫学标准[23]。此外,还可以通过活检确定 LN 和抗核抗体(ANA)或抗 dsDNA 抗体的存在来进行分类。抗 Sm(anti-Sm)和抗双链 DNA 抗体对诊断 SLE 具有高度特异性,但抗 Sm 抗体缺乏敏感性[1]。抗 dsDNA 和抗 Sm 抗体分别在约 70% 和 30% 的 SLE 患者中发现[47]。其他标志物,如狼疮抗凝物和抗心磷脂的 IgG 和 IgM 抗体是 APS 的特异性标志物。它们的存在可能会增加血栓形成或流产的风险。与 ACR 分类相比,SLICC 标准具有更高的敏感性(97%)但特异性低(84%)(表 33-2)[18]。

由于疾病的复杂性和许多其他自身免疫性疾病(如多发性肌炎、类风湿性关节炎和硬皮病)的重叠特征,诊断工作可能具有挑战性。诊断应包括临床表现、身体检查和实验室检测。大约 80% 的患者有皮肤受累,表现为光敏、脱发、颧骨和盘状皮疹(皮肤上厚厚的、红色的、鳞片状的斑块),以及口腔和鼻腔或阴道有溃疡,所有这些都是 ACR 诊断标准的一部分[22]。

问题 1：P. J. ,26 岁,肥胖(体重 80kg,身高 152.3cm)非州裔美国女性,在急诊因胸痛就诊。据描述胸骨后尖锐疼痛,随着深呼吸而加重且疼痛弥漫。2 个月前,她因疲劳、低烧、脱发、突发关节疼痛、口腔溃疡 6 周而去急诊就诊,她的实验室检查显示 ANA 阳性。血培养对感染呈阴性,血尿分析呈阴性,尿培养阴性。胸部 X 线显示非肺浸润。在症状缓解 10 日后逐渐减少泼尼松的用量。由于感觉症状缓解,上周 P. J. 决定不再和医生跟进病情。今天,医生检查发现她疾病面容,体温 38.06℃,口腔溃疡、脱发及远端心动过速。请问 P. J. 哪些症状和 SLE 的症状一致?

根据美国风湿病学会 1982 年和 1997 年修订的《系统性红斑狼疮分类标准》,11 项标准中有 4 项符合 SLE 的诊断。该标准包括 4 种皮肤表现、4 个全身症状和 3 个实验室指标(表 33-1)。P. J. 的 ANA 检测结果阳性、口腔溃疡、心包炎和关节炎(关节痛)符合标准。此外,她的临床症状与 SLE 一致,包括疲劳、发烧和低热(排除感染)。

案例 33-2,问题 2: 在 P. J. 开始治疗和进一步进行检查之后,此时,你还需要其他哪些专业专家来参与治疗?

因为 P. J. 患有心包炎,所以需要风湿性心脏病和心脏病专家。心脏病专家可以评估患者的心血管危险因素,如高血压、血脂异常和肥胖。合并心包积液的心包炎最常与心血管受累和 SLE 有关。症状包括剧烈的胸痛和心脏周围积液,随着深呼吸和某些体位加重。心内膜炎、心肌炎和瓣膜病并不常见。随着时间的推移,包括胃肠病学家、神经病学家、肺病学家和肾脏病学家在内的其他专家均需要参与到 P. J. 诊疗的多学科团队中。

药物与非药物治疗

SLE 的治疗方法将取决于疾病的严重程度和受累的器官。根据 SLE 管理、治疗和监测的临床指南制订治疗计划,应该考虑到药物与非药物治疗的明确目标。由于目前尚无治愈 SLE 的方法,因此治疗的目标是防止发作,延缓病情发展,减少药物毒性,并减少并发症和器官功能受损的风险。应根据患者的需求、症状、生活方式和并发症进行个性化的治疗。患者应该每隔 3 到 6 个月定期进行复查。

非甾体抗炎药和环氧合酶-2 抑制剂

应根据 SLE 的严重程度而选择不同的治疗方法。对于病情较轻的患者,可以使用非选择性非甾体抗炎药(NSAIDs)和选择性环氧合酶-2(COX-2)抑制剂,如塞来昔布。非甾体抗炎药和 COX-2 抑制剂由于具有抑制前列腺素和白三烯释放的能力,因此具有抗炎、镇痛和解热作用。

它们在减轻肿胀、减轻肌肉和关节疼痛、发烧以及胸膜炎性胸痛方面有疗效[26,48]。有抗磷脂抗体并有血栓形成或动脉粥样硬化疾病高风险的患者可受益于用于一级预防的低剂量阿司匹林或用于二级预防的长期抗凝治疗[7]。非甾体抗炎药的长期使用会对胃肠道、心血管和肾脏有所影响。常见的胃肠道副作用包括消化不良、胃灼热和恶心。可能会出现更严重的胃肠道症状,如胃出血和黏膜病变等。与非甾体抗炎药相关的心血管副作用可包括高血压和出现心肌梗死风险。长期使用还可能出现液体潴留和急性肾小管坏死并肾衰竭,尤其是老年患者。

同样为非甾体药物,NSAID 以相同的方式起作用;然而,并非每种药对每个患者都有相同的效果。当使用非甾体抗炎药时,需要在 1 到 2 周内增加到其最大剂量。在患者服用最大剂量至少 2 周之内,不应停止使用该药物,这是非甾体抗炎药达到最大疗效的时间[27]。虽然所有的非甾体抗炎药似乎作用机制相同,但并不是每个药物对每个人都有相同的作用。此外,患者在一段时间内可能对一种非甾体抗炎药应答良好,但由于某些未知的原因,难以有进一步的疗效,给患者换用不同的 NSAID 却可以产生预期的效果。非甾体抗炎药可能适用于阿司匹林使用者的慢性疼痛管理,前提是需要在高危患者中使用适当的胃肠道保护措施。在任何时候患者应该只使用一种非甾体抗炎药以真正了解其益处。

塞来昔布,一种 COX-2 抑制剂,在抑制环氧合酶方面更具选择性,环氧合酶参与花生四烯酸向前列腺素前体的转化。塞来昔布具有与非甾体抗炎药相同的功效,但其胃肠道副作用减轻。它对血小板没有直接作用[49]。因此,在血小板减少症患者中优于其他非甾体抗炎药,有很多 COX-2 抑制剂与心血管风险(如中风和心脏病发作)相关的研究和病例报告,尤其与从美国市场撤出的罗非昔布(Vioxx)有关[49-51]。

案例 33-2,问题 3: 下列哪种治疗方法现在能够使 P. J. 的病情得到缓解?

大剂量的非甾体抗炎药可以缓解 P. J. 的病情。传统意义上讲,SLE 心包炎(心脏内膜炎或心包炎症)的初步治疗是大剂量非甾体抗炎药,如布洛芬。SLE 患者由于心血管危险因素增加(即慢性炎症、血脂异常、肥胖和身体不活动)而增加患冠心病的风险。伴有复发性心包炎的 SLE 患者需要免疫抑制药物治疗。

抗疟疾药物

目前抗疟疾药物使用是 SLE 的主要治疗方法,特别是硫酸羟氯喹(Plaquenil)和氯喹。它们通过降低 TNFα 和其他促炎细胞因子的产生而通过免疫调节起作用[52]。羟氯喹优于氯喹,因为它与较少的角膜沉积(混浊)和视网膜病变风险相关[33]。眼部副作用以剂量依赖性方式发生,当羟氯喹的剂量小于 600mg/kg 和小于 6.5mg/(kg·d) 时风险较低。它具有抗炎作用,并用于减少发作时间、体质(即发烧和皮疹)、皮肤、疲劳和关节症状[53]。此外,羟氯喹可以帮助 SLE 患者起到抗血栓和降脂作用[54]。其他眼部症状包括视力模糊、夜盲、中央或周边视野缺失或变白、闪光和条纹以及畏光。羟氯喹相关的副作用也可能包括黄斑区的牛眼外观[33]。生产商建议眼科检查应在治疗开始时进行,随后每 3 个月进行 1 次长期羟基氯喹治疗。相比之下,美国眼科学会(American Academy of Ophthalmology,AAO)提出了更灵活的眼科检查标准。AAO 建议低危患者[那些服用羟氯喹小于 6.5mg/(kg·d),治疗时间小于 5 年的患者]在治疗开始时进行检查,如果正常,则之后每 5 年检查 1次。高危患者[服用羟氯喹超过 6.5mg/(kg·d)剂量 >5 年、60 岁以上或儿童患者,或已存在视网膜疾病和肾脏或肝脏疾病的患者]应在治疗开始时进行评估,然后每年进行复查[55]。患者应该在预定的眼科检查中筛查是否存在“前驱症”抗疟疾视网膜病变或视网膜毒性,因为只要停止使用羟基氯喹,视网膜毒性是可逆的。

患者可能需要服用羟氯喹数月才能达到最大效果。对于 SLE,初始口服羟氯喹剂量为 400mg,根据患者反应每日给予 3~6 个月,然后逐渐减少到 200mg,用于维持治疗。如果患者应用羟氯喹 6 个月后没有任何疗效,则应停止用药。

案例 33-3

问题 1:R. W.,一位有着 30 年 SLE 病史的 54 岁高加索女性,在她的风湿病医生那里进行治疗。她过去曾服用泼尼松、羟氯喹和硫唑嘌呤。她的 SLE 已经稳定了2 年。因为感觉良好,R. W. 在 1 年多以前停止了所有的药物治疗。她最近从加勒比海度假回来。假期的第1 日在阳光下晒了几个小时后,虽然涂了防晒霜,她脸上、耳朵和腿部暴露在光照下的区域还是出现了红斑。R. W. 回家之后,红斑开始愈合。尽管疲惫,但她没有不适且能回去工作。你判断她的皮疹是因为感光性。在R. W. 的治疗中,应进行的措施是什么?

下一步治疗应为开始使用短疗程的小剂量泼尼松,因为它可以用来治疗 SLE 的感光性皮疹。皮疹的发生可能是因为 SLE 导致的身体的免疫系统功能不正常,炎症反应损伤患者自身系统。泼尼松是一种皮质类固醇,有助于减少炎症反应和免疫应答,从而防止对自身系统的进一步损伤。

案例 33-3,问题 2:皮疹虽然消退了;但是,R. W. 一直感到疲劳和关节疼痛。没有其他临床症状或症状符合 SLE耀斑出现。实验室检测结果显示抗 dsDNA 抗体浓度持续升高,补体水平降低。你对 R. W. 的下一步治疗方案是什么?

羟氯喹应是长期治疗 SLE 伴皮疹、疲劳和关节痛的有效药物。羟氯喹常与皮质类固醇联合用药,以减少皮质类固醇的用量。它针对皮疹、口腔溃疡、关节疼痛。羟氯喹通

过减少自身抗体的产生、保护免受来自太阳和其他来源的紫外线的破坏性影响,以及减轻皮肤病变来缓解 SLE。几项研究报告了羟氯嗪在治疗 sle 症状、预防疾病爆发和减少器官损伤方面的作用[56]。

案例 33-3,问题 3:R. W. 每日口服羟氯喹 400mg,她应该使用多久的初始剂量?

除非 R. W. 不能耐受副作用或没有好的治疗效果,否则建议以初始治疗剂量使用 3~6 个月的羟氯喹。在 R. W.对初始剂量有效果之后,羟氯喹用量可以逐渐减少到每日200mg,用于维持治疗。

案例 33-3,问题 4:R. W. 应多久进行 1 次眼科检查?

高剂量的羟氯喹随着时间推移,可能会损害眼睛的视网膜(视网膜毒性),引起视力问题。在开始使用羟氯喹之前,应进行眼科检查,并根据生产商的建议每 3 个月复查 1 次。如果基于 AAO,则应在开始时进行眼科检查之后,每 5 年复查 1 次。如果 SLE 治疗中使用低剂量的羟氯喹,出现视网膜毒性的风险较低。长期使用大剂量羟氯喹的人需要定期进行眼部检查,以防止视网膜毒性。

案例 33-3,问题 5:SLE 的治疗目标是什么?

由于没有治愈 SLE 的方法,治疗的目标是使患者的免疫系统恢复到缓解状态,减少药物毒性的发生,并防止多器官受累。

皮质类固醇

皮质类固醇用于治疗对非甾体抗炎药和羟氯喹没有反应的 SLE 患者。皮质类固醇具有抗炎作用,通过抑制 T 和B 细胞反应发挥作用[57]。与免疫抑制剂治疗相比,它们能够立即缓解轻中度症状。小剂量皮质类固醇,如泼尼松,可能对轻中度症状有效。例如轻度症状推荐使用小剂量口服泼尼松(6~10mg/d)持续 4~6 周。短期内逐渐降低泼尼松用量的治疗将有助减少伴有或不伴有全身症状的急性发作,开始用量为成人剂量 1mg/(kg·d),每日最多 60mg,并在 8 周内逐渐减少。短期治疗可以最大限度地减少长期使用皮质类固醇相关的副作用的风险,如体重增加、骨密度降低、肌肉萎缩、高胆固醇血症和高血糖。与长期使用大剂量皮质类固醇相关的更严重的副作用可包括糖尿病、骨质疏松症、情绪变化(例如,焦虑、失眠、抑郁和妄想)、库欣综合征和心血管疾病,局部使用皮质类固醇用于治疗 SLE 的皮肤症状。非甾体抗炎药或塞来昔布的辅助治疗可与泼尼松联合使用,以减少其剂量和副作用,或允许它作为隔日治疗给药。大剂量口服皮质类固醇(例如,泼尼松 40~60mg/d)或静脉注射皮质类固醇(例如,甲泼尼龙 0.5~1g/d)被用于更严重的病情[27]。

案例 33-3,问题 6:如果 R. W. 要开始接受长期大剂量皮质类固醇治疗以治疗她的 SLE 症状,应该关注什么?

随着大剂量皮质类固醇的使用,应当重点关注体重增加、高血糖、骨质疏松、青光眼、白内障、高胆固醇血症、情绪变化和过早动脉粥样硬化。皮质类固醇药物可能具有严重的长期副作用,并且副作用的风险随着剂量增加和治疗时间延长而增加。

缓解病情的抗风湿药物(disease-modifying antirheumatic drugs,DMADS)

氨甲蝶呤(MTX,Rheumatrex,Trexall)是一种叶酸拮抗剂,能够抑制二氢叶酸还原酶,是 DNA 合成的必需酶。MTX 通常被认为可以在关节炎和皮肤症状方面治疗类风湿性关节炎。对于 SLE 合并关节炎、皮疹或浆膜炎的患者,它是羟氯喹和皮质类固醇的有效替代药物[53,58,59]。当使用皮质类固醇或不使用皮质类固醇时,MTX 每周口服或皮下给药 7.5mg 和每周 15mg,但不超过 25mg/周。皮下注射用于对药物有恶心反应的患者。副作用的程度取决于药物的剂量,从轻度到重度不等。轻度副作用包括胃肠道效应(例如,恶心和呕吐),更严重的副作用有白细胞减少症或血小板减少症。甲氨蝶呤可引起肝毒性。患者应接受基线肝功能测试,并在整个治疗过程中定期复查。此外,还应该对先前是否存在肝脏疾病、过度饮酒或糖尿病进行筛查。患有肝脏疾病(如乙型肝炎或丙型肝炎)的患者应避免使用 MTX,因为存在肝脏毒性风险。同样,由于肾毒性风险增加,MTX 在肾病患者中也应谨慎使用。其他副作用可能包括肺毒性,如咳嗽、呼吸急促和肺部浸润[53,58]。MTX 有致畸性,孕妇禁止使用(妊娠 X 类)。服用 MTX 的男性和女性在准备怀孕前 1~3 个月应停止用药。3 个月可以完全清除体内的氨甲蝶呤。

来氟米特(Arava)是一种嘧啶合成抑制剂,它抑制人体细胞特别是免疫细胞中 DNA 的形成,这些细胞会导致炎症、肿胀、僵硬和关节疼痛。来氟米特可以用作 SLE 患者光敏皮疹和关节炎的皮质类固醇的替代治疗。它也可以用作单药治疗或与 MTX 联合治疗。根据患者发生 Arava 相关肝毒性和 Arava 相关骨髓抑制的风险,可在有或没有负荷剂量下的情况下开始治疗[60]。对于与 Arava 相关的肝毒性和与 Arava 相关的骨髓抑制风险较低的患者,口服负荷剂量为每日 100mg,为期 3 日,然后维持口服剂量为 20mg。或者,除了使用维持剂量之外,还可以每周 1 次口服负荷剂量 100mg,持续 3 周,以减少腹泻的发生。如果尽管使用止泻药物腹泻仍然很严重,那么用药剂量可以减少到每日 10mg。相反,与 Arava 相关的肝毒性(即同时使用 MTX)或与 Arava 相关的骨髓抑制(即同时使用免疫抑制剂)的高危患者,应接受每日 20mg 的口服剂量,而不需要任何负荷剂量[60]。与 MTX 筛查类似,服用来氟米特的患者应每 3~4 个月接受基线肝功能检查和 1 次血细胞计数检查。此外,还应筛查是否存在肝病和过度饮酒。来氟米特有致畸性,孕妇禁止服用(妊娠 X 类)。妇女在

服用药物时应使用口服避孕药或其他形式的有效节育方法。更重要的是,由于来氟米特的活性代谢物留在血浆中,患者应该继续避孕直到停止用药 2 年后。考来烯胺(questran)可用于加速来氟米特的消除,并降低来氟米特的血药浓度[61]。

免疫抑制剂

嘌呤类似物硫唑嘌呤(Imuran,Azasan)抑制 DNA 合成并阻断细胞增殖[58]。它用于治疗非肾性 SLE 表现,如光敏性皮疹,在开始硫唑嘌呤治疗之前,强烈建议对硫代嘌呤 S-甲基转移酶(TPMT)进行基因分型或表型分析[62]。对于硫嘌呤甲基转移酶活性降低的患者,建议谨慎使用,因为它们可能存在增加骨髓抑制的风险[57,63]。纯合子或携带两个非功能性 TPMT 等位基因的患者由于硫代鸟嘌呤核苷的高浓度,在硫唑嘌呤治疗时会出现危及生命的骨髓抑制。骨髓抑制可在任何患者中发生,且是剂量依赖性的,可以通过减少硫唑嘌呤的剂量来逆转[64]。副作用包括胃肠道(如恶心、呕吐、腹泻和胃痛)和白细胞减少。贫血和血小板减少可能是由于高剂量的硫唑嘌呤或药物代谢不良所致。

霉酚酸酯(MMF;CellCept)抑制淋巴细胞 DNA 合成的必需酶——磷酸肌苷脱氢酶。其活性代谢物抑制 T 细胞和 B 细胞增殖[57]。类似于甲氨蝶呤,MMF 可用于合并患有关节炎的 SLE 治疗。它也适用于患有肾功能不全的 SLE 患者。它已被证明作为 LN 的维持治疗优于硫唑嘌呤[65]。对 SLE 合并肾炎患者进行为期 6 个月的霉酚酸酯和硫唑嘌呤诱导实验,发现对于延长治疗失败的时间、延长出现肾脏耀斑时间和延长抢救治疗时间方面具有更好的疗效。MMF 有致畸性(妊娠 D 类),不应用于孕妇或计划怀孕的患者,它可能导致新生儿缺陷,也可能降低口服避孕药的有效性。服用这种药物的女性应在尝试怀孕前停药至少 1~3 个月。常见的副作用包括胃肠道反应(如恶心、呕吐和腹泻)、感染风险和白细胞计数减少[53]。

案例 33-3,问题 7:R. W. 的女儿也被确诊为 SLE。她 28 岁,已婚。她和丈夫想组建一个家庭。听说 MMF 是 SLE 的治疗选择之一。她向你询问她的女儿是否可以从 MMF 治疗中获益。

你解释说 MMF 不是一种好的选择,因为它具有致畸性,即使被归类为妊娠 D 类,也可能与不孕不育有关。如果在怀孕期间服用,有可能导致新生儿缺陷(例如唇腭裂或耳朵畸形),服用这种药物的女性应在停药后至少 1~3 个月才能怀孕。

细胞毒性药物

环磷酰胺是一种烷基化剂。其活性代谢产物醛磷酰胺干扰 DNA 链并导致细胞死亡[52]。它是治疗 LN、严重中枢神经系统、肺部或血液疾病的首选药物[53,66]。它具有致畸性(妊娠 D 类),不应用于孕妇或计划怀孕的人。

据报道,环磷酰胺会引起新生儿缺陷,尤其是在怀孕前三个月服用时。新生儿缺陷可能包括生长受限、耳朵和面部畸形、四肢发育不良和手指缺失[67]。环磷酰胺具有严重的不良反应,包括出血性膀胱炎、细菌性和病毒性(带状疱疹)感染和不孕。它的代谢物丙烯醛对膀胱有毒。出血性膀胱炎和膀胱癌的风险可以通过水化(口服和静脉注射)、频繁膀胱排空和静脉给药前使用美司钠作为保护剂来减低[53]。美司钠(2-巯基乙烷磺酸钠)是巯基供体,可以结合并解毒丙烯醛[68]。尿液分析和监测应定期进行。如果患者出现出血性膀胱炎,应停止使用环磷酰胺。总剂量达到 30g 后患膀胱癌的风险增加[58]。

由于免疫抑制剂和环磷酰胺可增加继发性恶性肿瘤的患病率,如女性 SLE 患者的宫颈癌,ACR 建议每年进行 Pap 检查作为实验室监测的一部分[53,69]。女性卵巢衰竭或男性无精子症所致的不育症可发生在 SLE 患者和生育年龄段[7]。促性腺激素释放激素类似物可以保护性腺,并且可以考虑用于与环磷酰胺有关的不孕症患者。

除了 MMF 之外,如果打算怀孕,她的女儿应该避免服用来氟米特(妊娠 X 类)、甲氨蝶呤(妊娠 X 类)和环磷酰胺(妊娠 D 类)。女性服用来氟米特时应使用口服避孕药或其他形式的有效节育方法。更重要的是,由于来氟米特的活性代谢物特立氟胺留在血浆中,他们应该继续避孕直到来氟米特停用 2 年。考来烯胺(Questran)可加速来氟米特的清除,降低特立氟胺的血药浓度[61]。服用 MTX 的男性和女性在尝试怀孕前应停药 1~3 个月。3 个月的时间可以完全消除体内的甲氨蝶呤。据报道,环磷酰胺会引起新生儿缺陷,尤其是在怀孕前 3 个月服用时。新生儿缺陷可能包括生长受限、耳朵和面部畸形、四肢发育不良和手指缺失[65]。

应监测膀胱毒性。丙烯醛是环磷酰胺活性代谢产物醛磷酰胺的一种化合物,对膀胱上皮有毒,可引起出血性膀胱炎[70]。出血性膀胱炎可能导致血尿或排尿困难。

通过给予美司钠和大量的液体(口服和静脉)降低膀胱毒性的风险。美司钠(2-巯基乙烷磺酸钠)是巯基供体,可以结合并解毒丙烯醛。脉冲或间歇给药可减少药物剂量的累积,减少膀胱暴露于丙烯醛的风险。

因为她的症状仍然轻微到中等,没有出现中枢神经系统、肺部或肾脏并发症的迹象,所以不推荐使用环磷酰胺。环磷酰胺主要用于治疗 LN、与 SLE 相关的中枢神经系统疾病、肺或血液学疾病。

生物治疗

贝利木单抗(Benylsta)是第一种被批准用于部分 SLE 患者辅助治疗的生物制剂,这些患者为携带有活性自身抗体的 SLE 患者。它是一种人 IgG1λ 单克隆抗体,能够激活 B 淋巴细胞(BLYs)。贝利木单抗也被称为 B 细胞活化因子(BAFF)特异性抑制剂。B 细胞有三种膜受体:B 细胞成熟抗原、跨膜激活剂及钙调剂、亲环素配体相互作用物和 BAFF 受体[18]。BAFF 参与 B 细胞的生存、活化和分化。它在 B 细胞介导的自身免疫性疾病患者中升高,如 SLE[71]。据推测,贝利木单抗可降低异常 B 细胞的数量。

Ⅱ期临床试验报道,与单纯使用标准治疗相比,贝利木单抗联合标准治疗对 SLE 患者的疗效更好[71,72]。贝利木单抗的疗效在两项Ⅲ期随机、安慰剂对照临床试验(BLISS-52 和 BLISS-76)中得到进一步证实。共有 1 684 名患者随机接受了贝利木单抗或安慰剂联合标准治疗[73,74]。贝利木单抗与标准疗法联合应用的疗效优于安慰剂联合标准疗法。此外,贝利木单抗与标准疗法的结合耐受性良好,SLE 应答率提高,疾病活动和严重发作的情况减少[73,74]。因为没有对患有严重活动性 LN 或严重活动性中枢神经系统狼疮的患者进行贝利木单抗的研究,所以该疗法不能被推荐用于这些患者。更重要的是,因为没有进行过相关研究,所以不推荐与其他生物制剂或静脉注射磷酰胺联合使用。

贝利木单抗可能出现的副作用(≥5%)包括腹泻、恶心、发烧、失眠、鼻咽炎、咽炎、支气管炎、四肢疼痛、偏头痛和抑郁症[75,76]。贝利木单抗研究小组报道的较为常见的副作用是严重感染,主要是上呼吸道感染[75]。因此,患有慢性感染的患者不应开始使用贝利木单抗治疗。如果在接受贝利木单抗治疗时发生感染,建议暂时停药。从临床试验来看,与安慰剂治疗相比,接受贝利木单抗的患者的死亡率(由感染、心血管疾病和自杀引起的)更高[71-74]。可能会发生超敏反应、输液反应和过敏反应,应密切监测患者的潜在副作用和反应。

贝利木单抗经肠外静脉输液应持续 1 小时以上(表 33-3),作为治疗的一部分,推荐使用抗组胺药物预防输液相关反应和超敏反应。肝肾损害患者无需调整剂量。

表 33-3

贝利木单抗的制备及用药说明[18,76]

重新配制

从冰箱中取出贝利木单抗小瓶,让其静置 10 至 15 分钟,达到室温。然后用注射用无菌水(USP)重新溶解贝利木单抗粉末,如下,制成浓度为 80mg/ml 的贝利木单抗溶液

用 1.5ml 无菌用水重新配制 120mg 小瓶

用 4.8ml 无菌用水重新配制 400mg 小瓶

将无菌水流引导至小瓶的侧面以使发泡最小化

轻轻旋转小瓶 60 秒。在制备期间使小瓶静置在室温下,每 5 分钟轻轻旋转小瓶直至粉末溶解。切勿使劲摇晃。通常需要 10~15 分钟,但可能需要 30 分钟。溶液避免光照

如果使用机械重构装置(旋流器)重新制备贝利木单抗,转速不应超过 500rpm,并且小瓶旋转时间不应超过 30 分钟

一旦制备完成,溶液应为乳白色或无色至浅黄色且无颗粒。可能会出现小气泡

稀释

贝利木单抗应该用 0.9% 生理盐水稀释。葡萄糖溶液与贝利木单抗不相容。将重新配制的药物稀释至 250ml 的生理盐水中用于静脉输注。先从 250ml 输液袋或贝利木单抗重组溶液中抽出患者所需的剂量的体积的液体,然后将所需体积的重组溶液添加到输液袋或瓶中。丢弃未使用的溶液,并且在给药前目测检查是否有特殊的物质或变色。如果存在,则应该弃用

如果不立即使用重组溶液则应避光保存,并在 2~8℃ 的温度下冷藏。在生理盐水中稀释的贝利木单抗溶液可以在 2~8℃ 或室温下保存。从重新配制到完成输注的时间不应超过 8 小时

贝利木单抗与聚氯乙烯或聚烯烃袋之间不存在不相容性

用药说明

只能通过静脉输注贝利木单抗的稀释溶液,并且输注时间要超过 1 小时

贝利木单抗应由具有处理过敏反应能力的专业医疗人员进行输注

不要将贝利木单抗与其他药物注入相同的液体中进行输注

USP,美国药典

案例 33-3,问题 12:在接下来的一年里,R.W. 尽管接受羟基氯喹治疗,她仍然被 SLE 症状所困扰。她拒绝使用皮质类固醇进行治疗,因为存在体重增加、骨质疏松和视力问题的风险。她很高兴听到最近获批的一种治疗 SLE 的药物——贝利木单抗。R.W. 向你询问贝利木单抗的作用机制。

贝利木单抗是一种单克隆抗体,可以抑制 B 细胞存活因子,B 淋巴细胞刺激因子(BLyS)。作为一种 BLyS 特异性抑制剂,贝利木单抗阻断 BLyS 与 B 细胞受体的结合,从而抑制 B 细胞包括自身反应性 B 细胞的存活。它还能够抑制 B 细胞分化成产生免疫球蛋白的浆细胞。当与标准疗法联合使用时,贝利木单抗可减少疾病活动,并可能减少一些严重的红斑和避免皮质类固醇的使用。它被批准用于联合标准疗法(即,羟氯喹、硫唑嘌呤和 MTX)治疗活动性、自身抗体阳性的狼疮患者。

案例 33-3,问题 13:贝利木单抗的给药剂量是多少?

贝利木单抗的推荐剂量为 10mg/kg,静脉注射 1 小时以上,前三次给药需间隔 2 周,之后间隔 4 周。

案例 33-3,问题 14:在贝利木单抗给药前应采取什么预防措施?

抗组胺药被推荐用来预防输液反应和过敏反应。患者应在用药前和用药后进行监测,对慢性感染患者应慎用贝利木单抗。感染是 BLISS52 和 BLIS-76 临床试验中最常见的不良事件,上呼吸道感染是最常见的感染部位,发生在超过 5% 的贝利木单抗治疗患者中。

案例 33-3,问题 15:何时不推荐贝利木单抗用于 SLE 患者的治疗?

在严重的活动性狼疮肾炎患者或患有严重活动性中枢神经性疾病的狼疮患者中,不推荐使用贝利木单抗,因为在这些类型的患者中,贝利木单抗的疗效尚未得到评估。此外,在临床试验中已有关于抑郁症和自杀的报道,因此不推荐用于精神失常的患者。不推荐贝利木单抗与其他生物制剂或环磷酰胺联合使用,因为尚未对这些药物的联合使用进行研究。

案例 33-3,问题 16:贝利木单抗与 SLE 的其他治疗用药是否存在药物相互作用?

在临床试验中,贝利木单抗没有发现显著的药物相互作用。试验包括皮质类固醇、抗疟疾药物、他汀类药物、非甾体抗炎药、血管紧张素转换酶抑制剂、免疫调节和免疫抑制剂联合应用。

案例 33-3,问题 17:R.W. 能在接受贝利木单抗治疗时接受免疫接种吗?

不应在治疗开始前或治疗后 30 日内接种活疫苗。贝利木单抗可能会干扰 R.W. 对疫苗的反应。

表 33-4 总结了目前用于治疗 SLE 的药物[53,57,69,75,76]。治疗 SLE 的药物间存在药物相互作用。表 33-5 总结了可能出现的明显的药物相互作用。

表 33-4

治疗系统性红斑狼疮的药物[53,57,69,75,76]

药物	美国食品药品管理局批准用于 SLE	剂量	副作用/毒性	监测指标
硫唑嘌呤	不推荐;超说明书	$1\sim3mg/(kg\cdot d)$	骨髓抑制、肝毒性、淋巴细胞升高	临床:感染的症状 实验室:CBC 和血小板,开始时每隔 $1\sim2$ 周然后随着剂量变化改变(然后每隔 $1\sim3$ 个月);监测 LFT 和 SCR,定期进行 Pap 实验
贝利木单抗	批准	静脉注射:10mg/kg 前三次给药,每两周 1 次,然后每个月给药 1 次	严重的输液过敏反应;伴有自杀意念的抑郁症	临床:过敏反应症状,包括低血压、血管性水肿、皮疹、荨麻疹、瘙痒和呼吸困难。常见输液反应的症状,包括头痛、恶心和皮肤反应,感染症状,包括发烧、恶心、腹泻;胸痛或呼吸急促 实验室:CBC 每月 1 次
皮质固醇类激素	不推荐;超说明书	泼尼松(或当量)$0.125\sim1mg/(kg\cdot d)$	血压、血糖和胆固醇水平升高,低钾或钾水平降低;骨密度降低;白内障;体重增加;感染;液体潴留	临床:表现为高血糖、水肿、气短、高血压、视力变化、骨痛。中枢神经系统的抑郁症状,自杀意念,失眠或其他情绪变化在高剂量情况下(例如,泼尼松>60mg) 实验室:血糖检查每 $3\sim6$ 个月,每年检查胆固醇,每次随访时检查血压,骨密度
环磷酰胺	不推荐;超说明书	静脉注射:每月 $0.5\sim1mg/m^2$ 口服:$1\sim2mg/d$	骨髓抑制、恶性肿瘤、免疫抑制、出血性膀胱炎、继发性不孕	临床:感染症状和血尿 实验室:CBC 和尿液分析,每月 1 次,尿细胞学检查和终生 Pap 检查
羟氯喹	批准	$200\sim400mg/d$,每日 2 次	眼部损害	临床:视觉改变 实验室:眼底检查和视力检查,频率由风险决定
来氟米特	不推荐;超说明书	负荷剂量:每日 100mg×3 日,然后每日 20mg 或每周 100mg×3 周,然后每日 20mg ARAVA 相关肝毒性或 ARAVA 相关骨髓抑制:每日 20mg 不加负荷剂量	腹泻、恶心、皮疹、肝毒性、骨髓抑制	临床:频繁且严重的腹泻 实验室:LFTs,CBC
氨甲喋呤	不推荐;超说明书	口服:$5\sim15mg$ 作为每周单次剂量,或可以分 3 次/周,每隔 12 小时服用,(即 2.5mg×3 次,间隔 12 小时)	骨髓抑制,肺和肝毒性,感染	临床:感染症状、呼吸急促、恶心、呕吐 实验室:初次检查胸部 X 线,每月检查 CBC 和血小板,LFTs,白蛋白,SCR 每 $4\sim8$ 周检查 1 次

表 33-4

治疗系统性红斑狼疮的药物[53,57,69,75,76]（续）

药物	美国食品药品管理局批准用于 SLE	剂量	副作用/毒性	监测指标
霉酚酸酯	不推荐；超说明书	1 000~30 000mg/d	骨髓抑制，肝毒性与感染	临床：感染症状 实验室：CBC 和血小板，开始时每隔 1~2 周然后随着剂量变化改变（然后每隔 1~3 个月），监测 LFTs 和 SCR，监测血压变化
非甾体抗炎药	不推荐；超说明书ª	取决于产品	消化道出血、肝肾毒性、血压升高	临床：深色/黑便，胃部不适，恶心，呕吐，腹痛，水肿 实验室：每年 1 次检查 CBC、LFTs 和 SCR，每次随访时检查血压

ª 阿司匹林被批准用于 SLE 的治疗。

CBC，全血计数；LFTs，肝功能试验；SCR，血清肌酐

表 33-5

系统性红斑狼疮药物与其他药物相互作用的归纳[77,78]

药物	可能产生相互作用的药物
硫唑嘌呤	别嘌呤醇，环孢素，依那西普，英夫利昔单抗，来氟米特，西罗莫司，他克莫司
贝利木单抗	药物相互作用尚未正式研究
皮质固醇类激素	西咪替丁，西沙必利，克拉霉素，二氢麦角胺，麦角胺，红霉素，伊曲康唑，酮康唑，洛伐他汀，米非司酮，奎尼丁，利福布汀，利福平，辛伐他汀，西罗莫司，圣约翰草，特非那定，托法替尼
环磷酰胺	卡马西平，依那西普，托法替尼
羟化氯喹	抗酸剂，硫唑嘌呤，环孢菌素，地高辛，依那西普，英夫利昔单抗，来氟米特，霉酚酸酯，西罗莫司，他克莫司
来氟米特	硫唑嘌呤，环孢菌素，依那西普，英夫利昔单抗，甲氨蝶呤，霉酚酸酯，西罗莫司，他克莫司
氨甲喋呤	塞来昔布，双氯芬酸，依托度酸，酮咯酸，来氟米特，美洛昔康，丙磺舒，磺胺甲噁唑，甲氧苄啶
霉酚酸酯	氨苄西林，抗酸剂，考来烯胺，考来替泊，依那西普，炔雌醇，英夫利昔单抗，来氟米特，萘夫西林，奎尼丁，西罗莫司，他克莫司
非甾体抗炎药	ACE 抑制剂，血管紧张素受体阻滞剂，β 受体阻滞剂，利尿剂，其他抗高血压药，锂剂

非药物治疗

ACR 和 EULAR 提出，非药物治疗是 SLE 治疗的一部分[22,79]。建议每日使用防晒系数为 15 或更大的防晒霜。有些患者对 UVA 光线敏感，可能需要更广谱的防晒剂。建议患者每日早上和日光照射前涂上防晒霜。鼓励 SLE 患者穿防护服和避免阳光。不鼓励 SLE 患者接受日光浴和在晒黑室使用日光浴床。此外，应建议 SLE 患者改善生活方式，如戒烟、控制体重和定期运动，以减少并发症，例如动脉粥样硬化、高血压和糖尿病[7]。心理支持也是治疗的一个重要方面，因为几种用于治疗 SLE 的药物可能会导致抑郁和焦虑。药物的副作用也可能影响患者坚持治疗和就医。

药物性红斑狼疮

部分药物可通过诱导自身抗体引起亚急性皮肤红斑狼疮或药物性狼疮（drug-induced lupus，DIL）（<1%）[4]。许多患者产生了这种抗体，意外的是有极少数的患者没有出现自身抗体相关性疾病[2]。超过 38 种药物可能引起这种疾病（表 33-6）[42,80-82]。大多数 DIL 病例与下列药物有关：肼本达嗪、普鲁卡因胺和奎尼丁。

DIL 的症状可能表现为关节痛或肌痛、疲劳以及抗组蛋白抗体的出现。症状与 SLE 相似，但一般不严重。通常情况下，症状是自限性的，或停药后缓解。非甾体抗炎药可用于加速康复。如果存在更严重的 DIL 症状，也可使用皮质类固醇。DIL 的进展是缓慢的，并且需要长期使用具有高致狼疮风险的药物。

这些药物发挥作用的机制尚不清楚。然而，作为缓慢的乙酰化物它可能归因于患者的遗传易感性，这会降低一些药物的代谢率，如普鲁卡因胺和肼本达嗪。基因表达受DNA 甲基化和组蛋白修饰调节的影响[81,82]。普鲁卡因胺，

表 33-6

可能诱发药物性狼疮的药物[81-83]

药物类别	极低风险	低至中等风险	高风险
抗心律失常药	丙吡胺,普罗帕酮	奎尼丁	普鲁卡因胺
抗菌剂/抗生素	呋喃妥因	异烟肼,米诺环素	
抗惊厥药	苯妥英钠,扑米酮,乙琥胺	卡马西平	
降压药	依那普利,可乐定,阿替洛尔,拉贝洛尔,吲哚洛尔,米诺地尔,哌唑嗪,氯噻酮,氢氯噻嗪	卡托普利,甲基多巴,醋丁洛尔	肼本达嗪
消炎药	保泰松	柳氮磺胺吡啶,D-青霉胺	
抗精神病药	奋乃静,苯乙肼,氯普噻吨,锂	氯丙嗪	
抗甲状腺药		丙硫氧嘧啶	
其他药物	洛伐他汀,左旋多巴,α 干扰素,噻吗洛尔滴眼液		

尤其是肼本达嗪,被认为可以抑制 DNA 甲基化,从而改变 T 淋巴细胞的基因表达。随后,这个过程会诱导淋巴细胞功能相关抗原 1(LFA-1 抗原)的过度表达,从而产生自身反应性[28,80]。

研发中的药物

除了目前用于缓解 SLE 症状的治疗方法外,利妥昔单抗和阿巴西普也被用于治疗 SLE 患者的研究。这两种药物都作用于 T 细胞和 B 细胞,并且已经被批准用于治疗类风湿性关节炎和其他适应证。最近,一些生物制剂正在被开发研究,并正在进行一、二、三期的临床试验。这些新的生物制剂特异性地针对 SLE 进程的不同阶段,具有不同的作用机制,并且副作用较轻。研究药物的类别包括免疫细胞靶向疗法、抗细胞因子疗法、靶向共刺激信号通路的疗法,以及中和抗干扰素 α 的单克隆抗体[57]。

治疗方法

治疗 SLE 的主要目标是控制急性发作,并采用维持策略来抑制症状并防止进一步的器官损伤。非甾体抗炎药、羟氯喹和低剂量皮质类固醇被认为是控制关节炎、皮炎和全身症状的轻中度症状的维持疗法。大剂量皮质类固醇、DMARDs、免疫抑制剂和贝利木单抗用于病情严重的患者,包括 LN 等对生命有威胁的情况[66]。某些 DMADS 和免疫抑制剂(即来氟米特、MTX、环磷酰胺和 MMF)因为具有致畸作用,应慎用于育龄和正在备孕的女性[7]。对于能够耐受药物,未怀孕且对其有反应的患者,MMF 是 LN 的首选维持疗法。它会降低口服避孕药的有效性,因此,应考虑其他或替代的非激素避孕方法。目前,美国食品药品管理局仅批准羟氯喹和贝利木单抗治疗 SLE。多年来,免疫抑制剂和 DMARDs(即硫唑嘌呤、环磷酰胺、来氟米特、MTX 和 MMF)是美国食品药品管理局批准外的用于治疗 SLE 症状的药物。对于有抗磷脂抗体且血栓形成风险增加的患者,应考虑使用阿司匹林或长期抗凝治疗[18]。病情较轻的患者需要每隔 3~6 个月进行医学评估。而非活动期的患者可能需要每隔 6~12 个月进行评估,他们可能会因此受益。

药剂师的作用

SLE 病情复杂,症状多变。成功有效地治疗 SLE 需要由不同领域(如风湿学、心脏病学、肾病学、皮肤学、心理学和眼科学)的专家和药剂师组成的多学科诊疗团队的参与。药师在管理 SLE 患者方面扮演着重要的角色,尤其是在教育、管理他们的用药以及监测药物-药物或药物-草药的相互作用方面。作为诊疗小组的一部分,药师可以向患者提供用药教育和咨询关于正确用药、常见副作用、副作用的处理以及加强其对药物的依从性和来院复诊。应提供关于某些 DMARDs 和免疫抑制剂致畸作用的指导和咨询,以及在患者受孕前至少 6 个月保持该疾病没有发病的迹象的信息[53]。更重要的是,药剂师可以提供教育,帮助 SLE 患者维持健康的生活方式和更好的生活质量(例如,定期负重锻炼、足够的膳食维生素摄入量、戒烟,以及限制酒精摄入量至每日两杯)[83,84]。

案例 33-4

问题 1:S. P. 是一位有着 10 年 SLE 病史的 35 岁亚洲妇女,她来咨询后续的药物使用情况。目前,她每日服用 200mg 羟氯喹作为其维持治疗方案的一部分。据 S. P. 描述,在过去的几日里她出现了胃灼热和腹胀症状,并购买了一种非处方抗酸剂 Tums。Tums 帮助她减轻了胃肠道症状,然而,她最近感觉越来越疲倦。羟氯喹与 Tums 之间潜在的药物相互作用是什么?

含有碳酸钙、镁或铝（即 Tums、Maalox）的抗酸剂会干扰基氯喹的吸收，同时服用会降低其药效。

应建议 S. P. 将羟氯喹和 Tums 的给药间隔开至少 4 小时,以减少药物相互作用的风险。目前临床上还没有明确的同时使用羟基氯喹和组胺(H_2)受体拮抗剂的药物相互作用的报告。

应该建议 S. P. 制订一个有益心脏健康的运动方案(低强度的有氧运动,如散步、游泳或普拉提)和饮食方案(低钠、低脂肪和低碳水化合物)来减少可改变的心血管疾病风险并且采取措施保持足够的休息。还应就防晒霜的使用、维生素 D 的补充和足够的钙的摄入量、戒烟、定期免疫接种,以及如何迅速控制感染提供指导建议。

（杨龙　张复波 译,徐彦贵 校,张雅敏 审）

参考文献

1. Kalunian K, Merrill JT. New directions in the treatment of systemic lupus erythematosus. *Curr Med Res Opin*. 2009;25:1501–1514.
2. Bertsias G et al. Systemic lupus erythematosus: pathogenesis and clinical features. *EULAR Textbook on Rheumatic Diseases*. 20th ed. Zürich, Switzerland: Eular Fpp. Indd.; 2012;476–505.
3. Pons-Estel GJ et al. Understanding the epidemiology and progression of systemic lupus erythematosus. *Semin Arthritis Rheum*. 2010;39:257–268.
4. Ghodke-Puranik Y, Niewold TB. Immunogenetics of systemic lupus erythematosus: a comprehensive review. *J Autoimmun*. 2015;64:125–136.
5. Rahman A, Isenberg DA. Systemic lupus erythematosus. *N Engl J Med*. 2008;358:929–939.
6. Lupus Foundation of America. What is Lupus? Available at http://www.lupus.org/answers/entry/what-is-lupus. Accessed July 21, 2015.
7. Bertsias G et al. EULAR recommendations for the management of systemic lupus erythematosus. Report of a Task Force of the EULAR Standing Committee for International Clinical Studies Including Therapeutics. *Ann Rheum Dis*. 2008;67:195–205.
8. Mohan C, Putterman C. Genetics and pathogenesis of systemic lupus erythematosus and lupus nephritis. *Nat Rev Nephrol*. 2015;11:329–341.
9. Harley JB, Kelly JA, Kaufman KM. Unraveling the genetics of systemic lupus erythematosus. *Spring Semin Immunopathol*. 2006;28:119–130.
10. Niewold TB. Advances in lupus genetics. *Curr Opin Rheumatol*. 2015;27:440–447.
11. Deng Y, Tsao BP. Genetic susceptibility to systemic lupus erythematosus in the genomic era. *Nat Rev Rheumatol*. 2010;6:683–692.
12. Fessel WJ. Systematic lupus in the community. Incidence, prevalence, outcome and first symptoms; the high prevalence in black women. *Arch Intern Med*. 1974;134:1027–1035.
13. Tsokos GC. Systemic lupus erythematosus. *N Engl J Med*. 2011;365:2110–2121.
14. Majka DS, Holers VM. Cigarette smoking and the risk of systempic lupus erythematosus and rheumatoid arthritis. *Ann Rheum Dis*. 2006;65:561–563.
15. Cohen MR, Isenberg DA. Ultraviolet irradiation in systemic lupus erythematosus: friend or foe? *Br J Rheumatol*. 1996;35:1002–1007.
16. Kang I, Quan T, Nolasco H, et al. Defective control of latent Epstein-Barr virus infection in systemic lupus erythematosus. *J Immunol*. 2004;172:1287–1294.
17. Doria A et al. Steroid hormones and disease activity during pregnancy in systemic lupus erythematosus. *Arthritis Rheum*. 2002;47:202–209.
18. Olenak JL, Russell TM. An introduction to systemic lupus erythematosus (SLE) for the practicing pharmacist. *PharmQD*. 2012;1–17.
19. Smith-Bouvier DL et al. A role for sex chromosome complement in the female bias in autoimmune disease. *J Exp Med*. 2008;205:1099–1108.
20. Odendahl M et al. Disturbed peripheral B lymphocyte homeostasis in systemic lupus erythematosus. *J Immunol*. 2000;165:5970–5979.
21. Christensen SR, Shlomchik MJ. Regulation of lupus-related autoantibody production and clinical disease by Toll-like receptors. *Semin Immunol*. 2007;19:11–23.
22. American College of Rheumatology. 1997 Update of the 1982 American College of Rheumatology revised criteria for classification of systemic lupus erythematosus. Available at http://tinyurl.com/1997SLEcriteria. Accessed July 20, 2017.
23. Petri M et al. Derivation and validation of the Systemic Lupus International Collaborating Clinics classification criteria for systemic lupus erythematosus. *Arthritis Rheum*. 2012;64:2677–2686.
24. Gill JM et al. Diagnosis of systemic lupus erythematosus. *Am Fam Physician*. 2003;68:2179–2186.
25. Wallace DJ, Hahn BH, eds. *Dubois' lupus Erythematous*. 6th ed. Philadelphia: Lippincott Williams & Wilkins, 2002.
26. Lahita RG, ed. *Systemic Lupus Erythematosus*. 4th ed. London: Elsevier Academic Press; 2004.
27. Krikorian S. Systemic lupus erythematosus. In: Helms RA et al, eds. *Textbook of Therapeutics: Drug and Disease Management*. 8th ed. Philadelphia: Lippincott Williams & Wilkins; 2006:1767–1787.
28. Schur PH, Gladman DD. Overview of the clinical manifestations of systemic lupus erythematosus in adults. In: Basow DS, ed. *UpToDate*. Waltham, MA: Wolters Kluwer Health; 2012.
29. McPhee SJ, Papdakis MA. *Current Medical Diagnosis and Treatment*. 48th ed. New York: McGraw-Hill; 2009.
30. Buyon JP. Systemic lupus erythematosus: clinical and laboratory features. In Klippel JR et al, eds. *Primer on the Rheumatic Diseases*. 13th ed. New York: Springer; 2008:303–313.
31. Hanly JG et al. Prospective analysis of neuropsychiatric events in an international disease inception cohort of patients with systemic lupus erythematosus. *Ann Rheum Dis*. 2010;69:529–535.
32. Auerbach C, Beckerman N. What social workers in health care should know about lupus: a structural equation model. *Health Soc Work*. 2011;36:269–278.
33. Bertsias GK et al. Therapeutic opportunities in systemic lupus erythematosus: state of the art and prospects for the new decade. *Ann Rheum Dis*. 2010;69:1603–1611.
34. Roman MJ et al. Rate and determinants of progression of atherosclerosis in systemic lupus erythematosus. *Arthritis Rheum*. 2007;56:3412–3419.
35. Salmon JE, Roman MJ. Subclinical atherosclerosis in rheumatoid arthritis and systemic lupus erythematosus. *Am J Med*. 2008;121(10, suppl 1):S3–S8.
36. Bourre-Tessier J et al. Features associated with cardiac abnormalities in systemic lupus erythematosus. *Lupus*. 2011;20:1518–1525.
37. Paran D et al. Pulmonary disease in systemic lupus erythematosus and the antiphospholipid syndrome. *Autoimmun Rev*. 2004;3:70–75.
38. Gordon C et al. European consensus statement on the terminology used in the management of lupus glomerulonephritis. *Lupus*. 2009;18:257–263.
39. Bertsias GK et al. Joint European League Against Rheumatism and European Renal Association-European Dialysis and Transplant Association (EULAR/ERA-EDTA) recommendations for the management of adult and pediatric lupus nephritis. *Ann Rheum Dis*. 2012;71:1771–1782.
40. Falk RJ. Treatment of lupus nephritis—a work in progress. *N Engl J Med*. 2000;343:1182–1183.
41. Faurschou M et al. Prognostic factors in lupus nephritis: diagnostic and therapeutic delay increases the risk of terminal renal failure. *J Rheumatol*. 2006;33:1563–1569.
42. Bernknopf A et al. A review of systemic lupus erythematosus and current treatment options. *Formulary*. 2011;46:178–194.
43. Sultan SM et al. Prevalence, patterns of disease and outcome in patients with systemic lupus erythematosus who develop severe haematological problems. *Rheumatology (Oxford)*. 2003;42:230–234.
44. Kitsanou M et al. Extensive lymphadenopathy as the first clinical manifestation in systemic lupus erythematosus. *Lupus*. 2000;9:140–143.
45. Shapira Y et al. Lymphadenopathy in systemic lupus erythematosus. Prevalence and relation to disease manifestations. *Clin Rheumatol*. 1996;15:335–338.
46. Hochberg MC. Updating the American College of Rheumatology revised criteria for the classification of systemic lupus erythematosus. *Arthritis Rheum*. 1997;40:1725.
47. Benito-Garcia E et al. Guidelines for immunologic laboratory testing in the rheumatic diseases: anti-Sm and anti-RNP antibody tests. *Arthritis Rheum*. 2004;51:1030–1044.
48. Hahn BH. Systemic lupus erythematosus. In: Kasper DL et al, eds. *Harrison's*

Principles of Internal Medicine. 15th ed. New York: McGraw-Hill, 2001:1922–1928.

49. Funk CD, FitzGerald GA. COX-2 inhibitors and cardiovascular risk. *J Cardiovasc Pharmacol*. 2007;50:470–479.

50. Martinez-Gonzalez J, Badimon L. Mechanisms underlying the cardiovascular effects of COX-inhibition: benefits and risks. *Curr Pharm Des*. 2007;13:2215–2227.

51. Ross JS et al. Pooled analysis of rofecoxib placebo-controlled clinical trial data: lessons for postmarket pharmaceutical safety surveillance. *Arch Intern Med*. 2009;169:1976–1985.

52. Mirabelli G et al. One year in review 2015: systemic lupus erythematosus. *Clin Exp Rheumatol*. 2015;33:414–425.

53. Tassiulas I, Boumpas D. Clinical features and treatment of systemic lupus erythematosus. In: Firestein G et al, eds. *Kelley's Textbook of Rheumatology*. 8th ed. Philadelphia: Saunders Elsevier; 2009:1263–1300.

54. Wallace DJ et al. New insights into mechanisms of therapeutic effects of antimalarial agents in SLE. *Nat Rev Rheumatol*. 2012;8:522–533.

55. American College of Rheumatology (ACR). Position statement: screening for hydroxychloroquine retinopathy. Available at http://www.rheumatology.org/Portals/0/Files/Screening%20of%20Hydroxychloroquine%20Retinopathy.pdf. Accessed July 15, 2015.

56. Akhavan PS et al. The early protective effect of hydroxychloroquine on the risk of cumulative damage in patients with systemic lupus erythematosus. *J Rheumatol*. 2013;40:831–841.

57. Yildirim-Toruner C, Diamond B. Current and novel therapeutics in the treatment of systemic lupus erythematosus. *J Allergy Clin Immunol*. 2011;127:303–312.

58. McCune WJ, Marder W, Riskalla M. Immunosuppressive drug therapy. In: Wallace DJ, Hahn BH. *Dubois' Lupus Erythematosus*. 7th ed. Philadelphia: Lippincott Williams & Wilkins; 2007:1198–1124.

59. Fortin PR et al. and the Canadian Network For Improved Outcomes in Systemic Lupus. Steroid-sparing effects of methotrexate in systemic lupus erythematosus: a double-blind, randomized, placebo-controlled trial. *Arthritis Rheum*. 2008;59:1796–1804.

60. Brent RL. Teratogen update: Reproductive risks of leflunomide (Arava™); a pyrimidine synthesis inhibitor: counseling women taking leflunomide before or during pregnancy and men taking leflunomide who are contemplating fathering a child. *Teratotology*. 2001;63:106–112.

61. Arava (Leflunomide) [package insert]. Bridgewater, NJ: Sanofi-Aventis; 2011.

62. Azathioprine tablet [package insert]. Mahwah, NJ: Glenmark Pharmaceuticals Inc.; 2015.

63. Askanase AD et al. Use of pharmacogenetics, enzymatic phenotyping, and metabolite monitoring to guide treatment with azathioprine in patients with systemic lupus erythematosus. *J Rheumatol*. 2009;36:89–95.

64. Relling MV et al. Clinical pharmacogenetics implementation consortium guidelines for thiopurine methyltransferase genotype and thiopurine dosing. *Clin Pharmacol Ther*. 2013;93:324–325.

65. Dooley MA et al. Mycophenolate versus azathioprine as maintenance therapy for lupus nephritis. *N Eng J Med*. 2011;365:1886–1895.

66. Houssiau FA, Ginzler EM. Current treatment of lupus nephritis. *Lupus*. 2008;17:426–430.

67. Vaux KK et al. Cyclophosphamide, methotrexate, and cytarabine embropathy: is apoptosis the common pathway? *Birth Defects Res A Clin Mol Teratol*. 2003;67:403–408.

68. Monach PA et al. Incidence and prevention of bladder toxicity from cyclophosphamide in the treatment of rheumatic diseases: a data-driven review. *Arthritis Rheumatol*. 2010;62:9–21.

69. Guidelines for referral and management of systemic lupus erythematosus in adults. American College of Rheumatology Ad Hoc Committee on Systemic Lupus Erythematosus Guidelines. *Arthritis Rheum*. 1999;42:1785–1796.

70. Emadi A et al. Cyclophosphamide and cancer: golden anniversary. *Nat Rev Clin Oncol*. 2009;6:638–647.

71. Wallace DJ et al. A phase II, randomized, double-blind, placebo-controlled, dose-ranging study of belimumab in patients with active systemic lupus erythematosus. *Arthritis Rheum*. 2009;61:1168–1178.

72. Jacobi AM et al. Effect of long-term belimumab treatment on B cells in systemic lupus erythematosus: extension of a phase II, double-blind, placebo-controlled, dose-ranging study. *Arthritis Rheum*. 2010;62:201–210.

73. Navarra SV et al. for the BLISS-52 Study Group. Efficacy and safety of belimumab in patients with active systemic lupus erythematosus: a randomized, placebo-controlled, phase 3 trial. *Lancet*. 2011;377:721–731.

74. Furie R et al. for the BLISS-76 Study Group. A phase III, randomized, placebo-controlled study of belimumab, a monoclonal antibody that inhibits B lymphocyte stimulator, in patients with systemic lupus erythematosus. *Arthritis Rheum*. 2011;63:3918–3929.

75. Merrill JT et al. Long-term safety profile of belimumab plus standard therapy in patients with systemic lupus erythematosus. *Arthritis Rheum*. 2012;64:3364–3373.

76. Benylsta (belimumab) [package insert]. Triangle Park, NC: GlaxoSmithKline; 2012.

77. The Medical Letter Volume 53 (Issue 1366), June 2011.

78. The Medical Letter Volume 10 (Issue 15), March 2012.

79. Mosca M et al. European League Against Rheumatism recommendations for monitoring patients with systemic lupus erythematosus in clinical practice and in observational studies. *Ann Rheum Dis*. 2010;69:1269–1274.

80. Zandmann-Goddard G et al. Environment and lupus related diseases. *Lupus*. 2012;21:241–250.

81. Vedove CD et al. Drug-induced lupus erythematosus. *Arch Dermatol Res*. 2009;301:99–105.

82. Marzano A et al. Drug-induced lupus: an update on its dermatologic aspects. *Lupus*. 2009;18:935–940.

83. Hussaini MA et al. Optimizing pharmacotherapy of systemic lupus erythematosus: the pharmacist role. *Int J Clin Pharm*. 2014;36:684–692.

84. Grossman JM et al. American College of Rheumatology 2010 recommendations for the prevention and treatment of glucocorticoid-induced osteoporosis. *Arthritis Care Res (Hoboken)*. 2010;62:1515–1526.

第 34 章　肾脏和肝脏移植

David J. Taber and Robert E. Dupuis

核心原则	章节案例
① 成功的肾移植包括对供体和受体严谨的评估。按免疫学分类划分为高风险移植或低风险移植,由此决定受体应该接受的个体化免疫抑制治疗方案。大部分受体会接受钙调磷酸酶(calcineurin)抑制剂、抗增殖剂和糖皮质激素的联合治疗。	案例 34-1(问题 1 和 2) 表 34-1
② 在大部分肾移植案例中多会用到免疫诱导治疗。兔抗人胸腺细胞免疫球蛋白、阿仑单抗和巴利昔单抗是常见的药物。这些药物的区别在于不同的给药剂量和不良反应。兔抗人胸腺细胞免疫球蛋白和阿仑单抗通常用于移植物功能延迟恢复的高风险受体,而巴利昔单抗常用于低风险受体。	案例 34-1(问题 2~6)
③ 免疫抑制剂联合治疗的目的是预防排斥反应。急性排斥反应可以是 T 细胞介导或 B 细胞介导的反应。T 细胞介导的排斥反应可以成功治愈,而 B 细胞介导的排斥反应则较棘手。尽管在减少急性排斥反应方面取得了成功,但是慢性排斥反应和慢性移植物功能障碍是移植物功能丧失的主要原因。	案例 34-1(问题 7~9)
④ 环孢素是一种钙调磷酸酶抑制剂,它具有复杂的药代动力学特点和多种不良反应,需要进行治疗药物监测(therapeutic drug monitoring,TDM)。自他克莫司问世以来,环孢素的使用明显减少。	案例 34-2(问题 1 和 2) 案例 34-3(问题 1) 案例 34-4(问题 1)
⑤ mTOR 抑制剂西罗莫司和依维莫司,具有复杂的药代动力学特点以及显著的不良反应,需要 TDM。这些药物可减少或避免钙调磷酸酶抑制剂或其他免疫抑制剂的使用。	案例 34-2(问题 1 和 2) 案例 34-3(问题 1)
⑥ 钙调磷酸酶抑制剂环孢霉素和他克莫司以及糖皮质激素均有显著的不良反应,尤其是在长期使用的时候。钙调磷酸酶抑制剂的主要不良反应是肾毒性。糖皮质激素对心血管、骨骼和内分泌系统都有负面的影响。现已有许多治疗策略以减少这些药物的不良反应。	案例 34-5(问题 1~4)
⑦ 心血管系统并发症,包括高血压、高血脂、糖尿病,在肾移植受体中最为常见,这些都会导致受体生存率低和移植物丢失。其他并发症比如骨质疏松也很常见。监测和治疗这些可能由药物引起的并发症是移植后受者管理的一部分。	案例 34-6(问题 1~3)
⑧ BK 多瘤病毒几乎仅在肾移植中出现,并且与移植物丢失有关。减少其发生的最佳方法是病毒监测。一旦出现感染,减轻免疫抑制似乎是最有效的治疗方法。	
⑨ 肝移植被认为是治疗终末期肝病的首选治疗手段。通常移植术后早期并发症包括手术方面(胆漏和出血),神经方面(肝移植后脑病,药物毒性)和感染(肺炎、尿路感染和胆道感染)。	案例 34-7(问题 1 和 2)

⑩ 他克莫司被认为是大部分实体器官移植免疫抑制治疗的基石。由于其药代动力学的复杂性,需要进行 TDM 优化治疗。他克莫司是一种可以显著减少急性排斥反应发生率的有效药物,与环孢素相比,他克莫司的面部不良反应(多毛症,牙龈增生)更少,对血清脂蛋白和血压影响更小,但是对血糖水平的影响更严重,神经毒性更明显。 | 案例 34-7(问题 3~6)

⑪ 肝移植术后急性排斥反应较常见,但通常是可逆的。它通常无症状,但是可通过对血清转氨酶和胆红素的连续监测及早发现,最终通过肝穿刺活检来确诊。治疗方法通常包括使用冲击剂量的糖皮质激素,随后逐渐减量,以及在发生严重的排斥反应或糖皮质激素治疗无效时使用兔抗胸腺细胞球蛋白。 | 案例 34-7(问题 7 和 8)

⑫ 在实体器官移植中,麦考酚酯被认为是一种可选的辅助免疫抑制药物,用于减少钙调磷酸酶抑制剂的使用或增加免疫抑制的效果。一般不需要行 TDM,也没有证据表明其在优化治疗中有效。这种药物常见的不良反应包括胃肠道反应(恶心、呕吐、腹泻)和血细胞减少(白细胞减少症、血小板减少症)。 | 案例 34-7(问题 9)

⑬ 药物和免疫抑制剂的相互作用是多样的,也是移植受者常常遇到的困境。药剂师应该预先筛查这些相互作用,根据作用程度,前瞻性地调整用药方案。当增加或减少使用免疫抑制剂受者的某种与其有相互作用的药物时,始终需要密切进行 TDM 或临床监测。 | 案例 34-8(问题 1)
表 34-2

⑭ 包括机会性感染在内的感染是移植术后常见的并发症。对常见的和严重的病原体预防性应用抗菌药物至关重要。乙肝和丙肝病毒感染是肝移植术后的主要问题,在某些特定情况下需要进行预防或治疗。 | 案例 34-9(问题 1)
表 34-3

⑮ CMV 感染是实体器官移植术后最常见且具有致病性的机会性感染。新发感染或再激活这种病毒可能导致严重的组织侵袭性疾病,并存在潜在的死亡风险。间接影响包括急性排斥反应、慢性排斥反应、移植物丢失和潜在淋巴瘤发生的风险。使用抗病毒药物(更昔洛韦或缬更昔洛韦)预防是阻止移植后 CMV 感染的基础。治疗方法包括长期的抗病毒治疗,以及减少免疫抑制剂的用量。 | 案例 34-10(问题 1~4)

⑯ 移植后淋巴增殖性疾病(post-transplant lymphoproliferative disorder,PTLD)是一种 B 细胞淋巴瘤,是器官移植后常见的恶性肿瘤。早期 PTLD 通常对免疫抑制剂的减量较敏感;晚期 PTLD 常对减少免疫抑制剂或传统化药物没有反应。利妥昔单抗是一种单克隆抗体,可定向对抗 B 细胞,给这个疾病的治疗带来了希望。 | 案例 34-11(问题 1 和 2)

移植概述

　　成人和儿童实体器官移植是治疗终末期肾病、肝病、心脏疾病及肺疾病的一种有效的治疗方案。对许多患者来说,移植是唯一的选择。这些器官移植受者的 1 年生存率是 85%~98%[1]。胰腺或胰肾联合移植可作为合并终末期肾衰竭糖尿病患者的治疗方法。

　　不幸的是,与可用的器官相比,需要移植的患者更多。2014 年,大约完成了 3 万例器官移植,而同一时间等待器官

移植的有 13 万人,等待肾移植的有 6 万人。因此,有很大一部分候选者在等待器官期间死亡。

　　20 世纪 60 年代,免疫抑制药物如硫唑嘌呤、泼尼松、抗淋巴细胞血清、抗淋巴细胞球蛋白使得肾移植成为可能。20 世纪 80 年代,环孢素的出现对实体器官移植具有显著影响,第一个批准用于人体的单克隆抗体 OKT3 被引入,但目前已不再使用。

　　自从 20 世纪 90 年代开始,大量新型药物获批上市。这些药物包括他克莫司、吗替麦考酚酯、霉酚酸钠、西罗莫司和依维莫司;单克隆抗体,如巴利昔单抗;多克隆抗体,抗

胸腺细胞球蛋白(兔抗胸腺细胞球蛋白)。最近,一些制剂如阿仑单抗、静脉注射免疫球蛋白(IVIG)、利妥昔单抗、伊库珠单抗和硼替佐米也已经纳入移植免疫治疗方案。许多新的制剂正在研发中。

虽然器官移植对大部分患者的生活质量有显著的积极影响,但是再入院、因移植器官衰竭或疾病复发而引起的再次移植、供体来源(活体器官和尸体器官)以及个人、保险公司和社会的成本是主要问题。例如,肾移植后第 1 年的平均医疗费用为 83 000 美元,第 2 年为 25 000 美元。肝移植术后第 1 年平均医疗费用为 190 000 美元,第 2 年为 30 000 美元[2]。另一个主要问题是,器官移植受体是否有能力支付药物费用、是否能够接受保险拒付或终止支付。

免疫抑制治疗的目的是预防器官排斥反应,延长移植器官和受者的生存率,提高生活质量。短期(移植术后 1~2 年)生存率显著提高。长期生存率也有所提高,但程度并不相同[3]。随着受者移植术后生存期的延长,治疗的重点已经转变到改善生存状况和管理长期并发症方面。免疫抑制剂可伴有明显的长期并发症。它们包括肾毒性、高血压、高脂血症、骨质疏松和糖尿病以及继发于二次感染、恶性肿瘤、原发性疾病的复发和依附性差的移植物丧失。许多受者在移植前、后还存在多种并发症以及复杂的用药方案,必须进行评估和管理。药剂师在这些受者的诊疗过程中扮演重要角色[4]。虽然急性排斥反应发生率已经显著降低,但是慢性排斥反应和/或慢性移植物损伤以及长期预后,仍然还是一个问题。仍需继续寻找更安全、更有效的免疫抑制剂,同时希望得到最优选择的长期免疫抑制疗法[5]。本章节将讨论实体器官移植的移植免疫和排斥、肝肾移植的适应证、免疫抑制剂的合理使用和术后及长期并发症的管理。虽然这些问题在不同类型的实体器官移植中相似,但是也有明显的不同。本章节将讨论肾移植与肝移植相关的一些问题。

移植免疫学

成功的器官移植来自对药理学、微生物学、分子细胞生物学、生物学、遗传学和免疫学的深刻理解和应用。抑制宿主免疫系统和防止排斥反应是宿主接受移植器官的关键。最终目的是达到永久接受或耐受,这是宿主免疫系统将移植器官视为"自体"的一种状态。通常,当前使用的免疫抑制药物提供了一个非永久的耐受形式,长期的免疫抑制是必需的。了解免疫系统和排斥反应机制是器官移植中有效使用免疫抑制药物的关键。

主要组织相容性复合体和人类白细胞抗原

同种异体移植(即供体和受体来自同一物种)的成功取决于供体器官与受体免疫系统间基因的相似性或差异性。受体识别移植器官为"自体"或"异体"。这种识别是基于受体对同种异体抗原或抗原(一种可以导致移植器官排斥的免疫应答物质)的反应。这种物质被称为组织相容性抗原,在器官移植中起到非常重要的作用。红细胞的ABO 血型系统也非常重要,在大部分情况下,供体和受体应ABO 血型相容;否则,由于抗体直接对抗 ABO 抗原,可能会立即发生移植物损伤。

组织相容性抗原是细胞膜表面的一种糖蛋白。由 6 号染色体短臂上的主要组织相容性复合物(MHC)基因所编码。人类的 MHC 被称为人类白细胞抗原(human leukocyte antigen,HLA)。HLA 编码的基因产物根据其组织分布、抗原结构和功能分为I级、II级和III级。I级抗原(HLA-A,HLA-B,HLA-C)表达于所有有核细胞表面,是细胞毒性 T 淋巴细胞对抗移植细胞和组织的主要靶点。三种II级抗原(HLA-DR,HLA-DQ,HLA-DP)限制性分布在巨噬细胞、B 淋巴细胞、单核细胞、活化 T 淋巴细胞、树突状细胞和一些内皮细胞中,所有这些细胞都能作为抗原提呈细胞(ntigen-presenting cells,APCs)。个体 HLA 基因位点具有广泛的多态性。每个移植受者都有两个 A,B 和 DR 抗原,分别来自于父母。这被称作单倍体。宿主 T 淋巴细胞识别这些多态性基因位点导致排斥发生。III级抗原(C4,C2,Bf)是补体系统的一部分。

移植器官的排斥反应是免疫系统、天然免疫和适应性免疫对抗外来物质或抗原的自然反应结果,是一个复杂的过程,对这个过程的认识还在不断发展。这个过程包括外来抗原、T 淋巴细胞、巨噬细胞、细胞因子[通过淋巴细胞分泌的可溶性介质,也被称为淋巴因子(白细胞介素)]、黏附因子(也称为共刺激分子),以及表达在多种细胞上的膜蛋白之间的相互作用。虽然器官排斥这个过程最终包含免疫应答的所有要素,但是它主要是由 T 细胞介导的。这个过程可以分为抗原提呈、T 细胞识别、激活、增殖和免疫应答几个重要的步骤。为了使外来抗原与 T 细胞和 B 细胞受体相互作用,它们首先要被抗原提呈细胞呈送。这些抗原提呈细胞通常是受体巨噬细胞或树突状细胞(同种异体识别的间接通路),尽管供体细胞-树突状细胞、白细胞和移植内皮细胞也可以充当抗原提呈细胞(同种异体识别的直接通路)。这个过程发生在血液、淋巴结、脾脏和移植器官中。

一旦抗原被制备和呈递完成,下一步(信号 1)将涉及 T 细胞识别抗原提呈细胞表面的抗原。发生的主要部位是受体 T 细胞上的 CD3-T 细胞受体(TCR)复合物。该步骤涉及抗原,MHC 和 TCR 的结合,用于 T 细胞活化。这些 T 细胞还在其表面表达其他分子[分化簇(CD)],这些分子与 CD3一起识别并响应不同类型的抗原。这些 T 细胞被称作CD4+ 细胞(T$_H$,辅助性或诱导性 T 细胞)和 CD8+ T 细胞(T$_C$,抑制性或细胞毒性 T 细胞)。CD4+细胞与 II 类抗原相互作用。CD8+细胞与 I 类抗原相互作用。

此外(信号 2),被称为黏附因子或共刺激分子的蛋白质促进 T 细胞信号传导和活化。为了激活 T 细胞,需要共刺激分子的结合以及 TCR、呈现抗原和 MHC 三者的结合。这些结合的实例包括抗原提呈细胞上表达的细胞间黏附分子-1(ICAM-1),与 T 细胞表面表达的淋巴细胞相关抗原结合。抗原提呈细胞上的 ICAM-1 和 ICAM-3 与 CD2 结合;抗原提呈细胞上的 B7(现在称 CD80 和 CD86)与 T 淋巴细胞上的 CD28 或 CTLA4 结合;抗原提呈细胞上 CD40 与 CD40配体(CD154)结合。共刺激因子的结合对 T 细胞活化至关重要。如果没有这种共刺激,T 细胞将会经历无效激活或程序性死亡(细胞凋亡)。

一旦抗原识别和共刺激结合启动,T 细胞的激活和增殖就开始了。在与 MHC Ⅱ抗原相互作用,并受巨噬细胞分泌的 IL-1 刺激后,T_H 细胞产生和分泌细胞因子,例如 IL-2、IFNγ。T_H 细胞按其细胞因子分泌模式的不同分为 T_{H1}、T_{H2} 两种亚型。T_{H1} 细胞主要分泌白细胞介素(interleukin,IL)-2、干扰素(interferon,IFN)-γ、肿瘤坏死因子(tumor necrosis factor,TNF)-β 等,介导细胞毒性 T 细胞(T_C)激活。T_{H2} 细胞主要分泌 IL-4、IL-5、IL-6、IL-10 和 IL-13 等,主要刺激 B 细胞增殖。T_H 细胞和 T_C 细胞激活后表面产生 IL-2 受体和其他细胞因子。当 T_C 细胞表达 IL-2 受体时,IL-2 与 IL-2 受体结合,使信号转导,促进 T 细胞的增殖、分裂和激活(信号 3)。这些 T_C 细胞直接与同种异体细胞结合并发生细胞裂解。T_H 细胞分泌的细胞因子激活其他 T 细胞,进一步发挥细胞毒性作用。在上述过程中,T_H 细胞分泌的细胞因子也可以触发一系列事件,包括 B 细胞和抗体生成、补体结合、巨噬细胞浸润、中性粒细胞趋化、纤维蛋白沉积、血小板活化释放、前列腺素释放和炎症反应等。迟发型超敏反应和体液免疫应答可同时发生,相互间不排斥,共同导致细胞、组织损伤和移植物破坏。

浆细胞产生的抗体在细胞因子的作用下转化为 B 细胞,与靶抗原细胞结合。上述过程导致补体局部沉积,免疫复合物和移植物损伤(补体介导的细胞裂解)。新形成的抗体与 T 淋巴细胞通过系列相互反应介导细胞毒性作用(抗体依赖,细胞介导的细胞毒性作用)。如果不进行治疗或干预,细胞介导的细胞毒性作用和体液免疫反应会明显损伤器官功能,甚至造成整个移植器官的功能丧失。在某些特定尚不明确的情况下,称为抑制性 T 细胞的 T_C 细胞可以下调对同种异体抗原的免疫应答[6]。

人白细胞抗原表型

供体和受体之间的基因相容性对急性排斥反应、移植物功能、移植物存活率及受者的生存具有重要影响。例如,在肾移植中,供受体 HLA 越匹配,预后越好,尤其是长期生存率。为了确定供体与受体是否相配,在器官移植前需进行一些实验室检测,包括血清学分型、流式细胞术、基于 DNA 基因检测,以及供体与受体之间血清和淋巴细胞的评估。上述过程称为组织分型。淋巴细胞分为 HIL-A、HLA-B 和 HLA-DR。HLA 分型是利用于供体与受体淋巴细胞,进行的基于血清学技术或组织、含有有核细胞体液的检测[7]。

由于受者可能曾经受到抗原刺激(例如输血、移植、妊娠等)从而产生 HLA 抗体,因此,在器官移植前通常进行群体反应性抗体(panel reactive antibodies,PRA)检测以评估组织器官的相容性。在 PRA 检测中,受体的待检血清与代表一般群体可能的 HLA 特异性抗原进行比对。细胞反应百分比(受体和潜在供体)决定了受者的 PRA。定期对等待器官移植的患者进行 PRA 检测,以确定等待者的免疫反应性。相比 PRA 小于 20%,等待器官移植患者的 PRA 百分比(>20%~50%)越高,排斥风险越大,通常等待肾脏的时间更长。随着近期(2014 年 12 月)肾脏分配系统的变化,这些患者的等待时间可能会发生改变。

在移植前还需要进行淋巴细胞的细胞毒性和/或流式细胞交叉匹配。在这种情况下,提取潜在受体的血清进行交叉配型,以确定是否已形成可损伤供体淋巴细胞的抗体。交叉匹配结果阳性表示受体中存在针对供体的细胞毒性 IgG 抗体。交叉匹配阳性通常被认为是肾移植的禁忌。最近,许多移植机构利用脱敏策略来降低潜在移植受者中存在的 HLA 抗体水平,以降低其与活体供者或潜在死亡供者发生阳性交叉匹配的可能性。减少预先形成的 HLA 抗体常用的方法包括连续血浆置换,同时联合 IVIG、利妥昔单抗和硼替佐米治疗[8]。而在肝移植中,阳性的交叉匹配结果并非绝对禁忌,原因之一是肝移植是迫切需要的,而且肝脏似乎对这种类型的反应具有更强的免疫性。但是,这些肝移植受者会出现严重的并发症和早期移植物失功。在肾移植中,现在利用虚拟交叉匹配来进行器官分配和匹配,即潜在受体列出已知的不可接受的 HLA 抗原(已在患者体内识别出)。如果潜在供者被识别出具有针对受体特定 HLA 抗原的抗体,则会从列表中跳过。

ABO 血型检测是评价所有实体器官移植基因相容性的最关键技术之一。尽管在肾移植中已有新的治疗方法成功克服 ABO 血型不相容的问题,但是在器官移植中,一旦 ABO 血型不相容,将导致超急性排斥反应和移植器官失功[7]。

免疫抑制药物

基于对免疫抑制剂和排斥反应的作用机制的进一步了解,免疫抑制剂在提高移植受者和移植物生存率上具有最显著的影响。表 34-1 列出了目前使用的免疫抑制剂,分为免疫诱导和维持治疗药物,讨论了目前正在应用的免疫抑制剂的作用位点和作用[8]。

表 34-1

当前使用的免疫抑制剂

药物(商品名)	常用剂量(规格)	治疗用途	不良反应
阿仑单抗(Campath-H1)	静脉注射 0.3mg/kg 或 30mg×1 支(30mg 瓶装注射)	预防和治疗急性细胞和抗体介导的排斥反应;免糖皮质激素方案	淋巴细胞减少症,白细胞减少症,感染
硫唑嘌呤(Imuran)	静脉注射或口服 1~3mg/(kg·d)(50mg 一片;100mg 瓶装注射)	作为预防急性排斥反应的基础用药	白细胞减少症,血小板减少症,肝毒性,恶心呕吐,腹泻,胰腺炎,感染

表 34-1

当前使用的免疫抑制剂(续)

药物(商品名)	常用剂量(规格)	治疗用途	不良反应
抗胸腺细胞球蛋白,马(Atgam)	静脉注射 10~20mg/(kg·d)(250mg/5ml,针剂注射)	治疗急性排斥反应(包括严重的或糖皮质激素抵抗);作为在高风险患者预防急性排斥反应的诱导药	贫血,淋巴细胞减少症,血小板减少症,关节痛,肌痛,恶心、呕吐,腹泻,发热,寒战,低血压,心动过速,过敏,感染
抗胸腺细胞球蛋白,兔(Thymoglobulin)	静脉注射 1.5mg/(kg·d)给予 4~10 日(25mg/5ml,瓶装注射)	治疗急性排斥反应(包括严重的或糖皮质激素抵抗);作为在高风险患者预防急性排斥反应的诱导药	发热,寒战,恶心、呕吐,低血压,中性粒细胞减少症,脸红,皮疹,瘙痒,关节痛,肌痛,血小板减少症,感染
巴利昔单抗(Simulect)	静脉注射 20mg×2 支 10mg:2 支用于体重低于 35kg 的儿童(10mg 和 20mg 瓶装注射)	作为预防急性排斥反应的诱导药	腹痛,头晕,失眠,过敏反应(少见)
贝拉西普(Nulojix)	静脉注射 初始维持:10mg/kg 第 0、4、14、28 日和第 8、12 周给药,之后每月 1 次 替代 CNI:5mg/kg 每 2 周给药 5 支,之后每 4 周给药 1 次	作为预防急性排斥反应的维持药物,作为不耐受 CNI 患者的替代药物	贫血,中性粒细胞减少症,腹泻,尿路感染,头痛,外周水肿,PTLD
环孢素(Sandimmune)	口服 5~10mg/kg,每日 2 次 静脉注射 1.5~2.5mg/kg(100mg/ml 口服溶液;25 和 100mg 胶囊;250mg/5ml 针剂注射)	作为预防急性排斥反应的基础用药	肾毒性,高血压,中性粒细胞减少症,毛发增多,牙龈增生,高血糖,高血钾,血脂异常,低镁血症,感染,肿瘤
环孢素(Neoral,Gengraf,等)	口服 4~8mg/(kg·d),每日 2 次(100mg 口服溶液;25mg,50mg,100mg 胶囊)	作为预防急性排斥反应的基础用药;服用他克莫司不耐受或无效患者的替代药物	同上
依维莫司(Zortress)	口服 0.5~1.5mg,每日 2 次(0.25mg,0.5mg,0.75mg,片剂)	作为预防急性排斥反应的基础用药;服用 CNI 不耐受或无效患者的替代药物	血脂异常,血小板减少症,中性粒细胞减少症,愈合障碍,口腔溃疡,蛋白尿,肺炎(少见)
甲泼尼龙琥珀酸钠(Solu-Medrol,various others)	10~1 000mg/剂量(40mg,125mg,250mg,500mg,1 000mg,2 000mg 瓶装注射)	作为预防急性排斥反应的诱导药和基础用药;治疗急性排斥反应	高血糖,精神错乱,欣快,伤口愈合不良,骨质疏松,痤疮,消化性溃疡,胃炎,流涎,电解质紊乱,高血压、血脂异常、白细胞增多,白内障,库欣综合征,感染,失眠,易怒
吗替麦考酚酯(CellCept)	1.5~3.0g/d,每日 2 次,静脉注射/口服(250mg 胶囊;500mg 片剂;200mg/ml 口服混悬剂;500mg 瓶装注射)	作为预防急性排斥反应的基础用药;服用硫唑嘌呤和雷帕霉素不耐受或低疗效患者的替代药物	腹泻,恶心、呕吐,中性粒细胞减少症,消化不良,溃疡,感染,血小板减少症,贫血
麦考酚钠(Myfortic)	360~720mg,每日 2 次,口服(180mg 和 360mg 片剂)	作为预防急性排斥反应的基础用药;吗替麦考酚酯替代药物	与吗替麦考酚酯相似的不良反应

表 34-1

当前使用的免疫抑制剂(续)

药物(商品名)	常用剂量(规格)	治疗用途	不良反应
泼尼松	口服 5~20mg/d(1mg,2.5mg,5mg,10mg,20mg,50mg,100mg 片剂)	作为预防急性排斥反应的基础用药	参照甲泼尼龙不良反应
雷帕霉素(Rapamune)	口服 2~10mg/d(0.5mg,1mg,2mg 片剂;1mg/ml 口服溶液)	作为预防急性排斥反应的基础用药;服用 CNI、麦考酚酯或硫唑嘌呤不耐受或低疗效患者的替代药物	血脂异常,血小板减少症,中性粒细胞减少症,贫血,腹泻,愈合障碍,口腔溃疡,蛋白尿,肺炎(少见)
他克莫司(Prograf,Astagraf XL,Envarsus XR)	口服 0.15~0.3mg/(kg·d),每日 2 次 静脉注射 0.025~0.05mg/(kg·d),持续滴注(0.5mg,1mg 和 5mg 胶囊;5mg/ml 瓶装注射)	作为预防急性排斥反应的基础用药;服用环孢素不耐受或低疗效患者的替代药物	肾毒性,高血压,神经毒性,脱发,高血糖,高血钾,血脂异常,低镁血症,感染,肿瘤
硼替佐米(Velcade)	1.3mg/m²,第 1、4、8 和 11 日静脉注射或皮下注射(3.5mg 一次性瓶装)	抑制浆细胞	骨髓抑制,血小板减少,神经病变,低血压,胃肠道反应
依库珠单抗(Soliris)	静脉注射 600~1 200mg[300mg 一次性瓶装(30ml,10mg/ml)]	抑制补体	输液反应,头痛,高血压,白细胞减少,感染
利妥昔单抗(Rituxan)	静脉注射 375mg/m²×1~5 次剂量或 500mg/m² 单剂量(100 和 500mg 一次性瓶装,浓度为 10mg/ml)	抑制 B 细胞产生	输液反应(发烧,发冷,寒战);输液部位疼痛,感染
静脉注射免疫球蛋白(Carimune NF,Flebogamma,Gammagard S/D,Gamunex,Iveegam EN,Octagam,Polygam)	静脉输注 100mg/kg~2g/kg(瓶装剂量根据制造商的不同而不同,范围为 1g、2.5g、5g、6g、10g、12g、20g、30g 和 40g;通常浓度为 5% 和 10%)	T 细胞和 B 细胞和/或免疫球蛋白的免疫调节替换	输液反应(发烧,发冷,寒战);输液部位疼痛,血栓形成,溶血性贫血,急性肾衰竭,脓毒性脑膜炎

CNI,钙调磷酸酶抑制剂

维持药物

硫唑嘌呤

硫唑嘌呤是 6-巯基嘌呤(6-MP)的前体药物。硫唑嘌呤和 6-MP 是拮抗嘌呤的抗代谢剂。随着环孢素、他克莫司、麦考酚酯、西罗莫司的出现,硫唑嘌呤的应用逐渐减少,在制定免疫抑制方案时,甚至已不再使用硫唑嘌呤。但是,它仍然可以在某些情况下使用,因为价格便宜,或者用于不能耐受其他药物的患者。一些其他国家仍在继续应用硫唑嘌呤[9]。

硫唑嘌呤是一种同时抑制细胞免疫(T 淋巴细胞介导)和体液免疫(B 淋巴细胞介导)的抗代谢的非特异性免疫抑制剂。由于硫唑嘌呤作用于细胞分化、增殖的初期,因此对预防排斥反应有效,但对治疗急性排斥反应无效。6-MP 是一种被编入 DNA 和 RNA 中的活性代谢产物,从而干扰细胞内硫鸟嘌呤核苷酸(TGN)的生成。6-MP 在体内经次黄嘌呤-鸟嘌呤磷酸核糖转移酶转化为硫代肌苷酸和硫鸟嘌呤核苷酸。6-MP 具有两种免疫抑制的作用:抑制细胞增殖和细胞毒性。细胞内嘌呤核苷酸的减少阻碍细胞增殖,而硫鸟嘌呤核苷酸编入 DNA 会介导细胞毒性。

硫唑嘌呤转化为 6-MP 的主要代谢途径是通过谷胱甘肽的亲核攻击。肝脏和红细胞被认为是主要的代谢位点。6-MP 形成后进一步代谢生成硫嘌呤核苷酸和 6-硫鸟嘌呤核苷酸的类似物。这些活性代谢物具有较长的半衰期,并且具有免疫抑制活性。硫唑嘌呤药代动力学不受肾功能障碍影响,但 6-硫鸟嘌呤核苷酸的代谢物浓度可蓄积[1]。

硫唑嘌呤最常见的不良反应是骨髓抑制。骨髓抑制可能与硫嘌呤甲基转移酶的遗传缺陷有关。这种酶的低活性很罕见，但是在一些个体中，这会导致 6-MP 活性增高、6-硫鸟嘌呤的含量增多，容易发生骨髓抑制。在某些移植患者中，硫嘌呤甲基转移酶的低活性和该酶的特异性遗传多态性与硫唑嘌呤的骨髓毒性和疗效降低有关[10,11]；有人建议对遗传多态性进行检测。但是，只有极少数移植中心在使用药物之前进行基因检测。

吗替麦考酚酯和麦考酚钠

肾移植多中心注册试验结果表明，在肾移植方案中，吗替麦考酚酯（MMF）已经取代了硫唑嘌呤的应用。MMF 作为辅助治疗，与环孢素或他克莫司、泼尼松、西罗莫司、单克隆、多克隆抗体联合用于预防急性排斥反应，并且用于停用和最小化使用钙调磷酸酶抑制剂（CNI）。当受者对其他免疫抑制剂没有反应或者不能耐受不良反应时也可以应用 MMF。

MMF 是一种抑制嘌呤合成的抗增殖、抗代谢免疫抑制剂，但是比硫唑嘌呤的选择性更高。与硫唑嘌呤不一样的是，MMF 干扰嘌呤的从头合成途径。MMF 是霉酚酸（MPA）的具有活性的吗啉酯前体药物。MPA 选择性、非竞争性、可逆性阻断次黄嘌呤核苷酸脱氢酶（IMPDH）的作用。IMPDH 主要存在于活跃增殖的 T 淋巴细胞和 B 淋巴细胞中。T 淋巴细胞和 B 淋巴细胞依赖 IMPDH 和嘌呤从头合成途径产生嘌呤核苷酸，从而合成 DNA 和 RNA。因此，MPA 干扰 T 淋巴细胞和 B 淋巴细胞的增殖，比硫唑嘌呤更具选择性。MPA 也可能影响细胞因子的产生。其他次级效应包括抑制 B 淋巴细胞生成抗体，降低黏附分子的表达，减少平滑肌细胞增殖和中性粒细胞聚集、浸润[12]。（MMF 的药代动力学是复杂的，案例 34-7，问题 9 中详细记录）

MPA 的另一种口服制剂是肠溶包衣的麦考酚钠，得到美国食品药品管理局（FDA）的批准，常与钙调磷酸酶抑制剂（CNI）和糖皮质激素联合应用，预防肾移植受者排斥反应的发生。设计肠溶包衣制剂的最初目的是减少或防止 MMF 的胃肠道（GI）不良反应。然而多数研究表明，MMF 和霉酚酸钠的有效率和不良反应几乎相同。这两种药物非生物等效性[12]。关于 MMF 的使用，仿制产品和治疗药物监测以及不良反应将在本章节的后面加以描述（案例 34-7，问题 9）。

糖皮质激素

泼尼松、甲泼尼龙、泼尼松龙都是氢化可的松的合成类似物，是用于预防和治疗器官移植排斥反应的主要糖皮质激素。通常按固定剂量或根据体重（mg/kg）给药。虽然糖皮质激素是免疫抑制方案中的重要组成部分，但是由于具有较多显著的不良反应，大多移植中心的目标是尽量减少、尽早停止或避免使用糖皮质激素。

糖皮质激素对人体大多数细胞和组织具有多种作用，但它的抗炎作用，更重要的是，它的免疫抑制特性是其成为在器官移植受者中应用的基础。糖皮质激素与特异性细胞内糖皮质激素受体结合，干扰 RNA 和 DNA 的合成及特定基因的转录。细胞功能被改变，导致基因转录被抑制或激活。糖皮质激素还能影响 RNA 转录、蛋白质合成、细胞因子的产生和分泌，以及蛋白质和细胞因子受体的表达。

即使单剂量使用后，糖皮质激素也可以通过循环淋巴细胞重新分布到其他淋巴组织（如骨髓），并不是仅仅因为淋巴细胞的溶解而减少。然而，糖皮质激素也可短暂地增加外周循环中的中性粒细胞数量。糖皮质激素抑制抗原提呈细胞表达 IL-1 和 IL-6，以及 T 细胞活化，IL-2 和 IFN-γ 产生等系列事件。糖皮质激素干扰 IL-2 和 IL-2R 对活化 T 细胞的作用，从而抑制 T_{H1} 细胞功能。它们可以增强 IL-10 的调节功能及 T_{H2} 细胞功能。中等剂量到高剂量的糖皮质激素还会通过抑制细胞因子的生成及 T 细胞的裂解来抑制细胞毒性 T 细胞的功能。它们还能够抑制 B 细胞的早期增殖，但是对活化的 B 细胞和分泌免疫球蛋白的浆细胞的抑制作用较小。糖皮质激素影响大部分与急性排斥反应及炎症反应相关的细胞和物质。抑制白细胞在炎症反应中积聚；抑制巨噬细胞迁移及吞噬作用；抑制 INF-γ 诱导 II 级 MHC 抗原表达；阻断 IL-1、IL-6 和 TNF 的释放；抑制共刺激分子的上调和表达以及中性粒细胞对内皮细胞的黏附作用；抑制补体 C3 分泌；抑制磷脂酶 A2 的活性；减少前列腺素的生成[13]。

钙调磷酸酶抑制剂

环孢素

环孢素的活性表现为可逆性抑制 T 细胞功能，尤其是 T_H 细胞介导的。它的主要作用是抑制 IL-2 和包括 INF-γ 在内的其他细胞因子的产生，从而早期抑制 T 细胞活化、致敏和增殖。环孢素对活化的成熟的细胞毒性 T 细胞几乎无作用。因此，它对治疗急性排斥反应作用不大。在抗原识别和信号转导发生后，其作用位点在 T 细胞胞质内。环孢素与细胞内一种叫做亲环蛋白的蛋白质（亲免蛋白）相结合。虽然与亲环蛋白结合是必需的，但是仅仅这样对免疫抑制还不够。环孢素-亲环蛋白复合体再和钙调磷酸酶相结合。这被认为可以阻止 IL-2 和包括 IFN-γ 在内的其他细胞因子基因转录过程中核基因的激活。并且由于这种抑制作用，环孢素间接削弱其他细胞如巨噬细胞、单核细胞和 B 细胞在免疫应答中的活性。环孢素对造血细胞和中性粒细胞没有影响。环孢素在肝脏中广泛代谢，代谢产物超过 25 种。其中有两种代谢产物在体外表现出较弱的免疫抑制作用。这些代谢产物的毒性还不是很清楚[14]。环孢素的药代动力学、剂量和治疗药物监测在案例 34-3，问题 1 和案例 34-4 中描述。

他克莫司

他克莫司是一种大环内酯类药物，与环孢素的分子结构不同。他克莫司效用强于环孢素，在肝脏和肾脏移植中作为主要的免疫抑制剂，常与糖皮质激素、麦考酚酯、硫唑嘌呤、mTOR 抑制剂和抗体合用。对于因标准免疫抑制治疗失败出现急性或慢性排斥反应的一些肝、肾移植受者，他克莫司可用于挽救治疗。作为钙调磷酸酶抑制剂，大部分移植中心更愿意选择他克莫司而非环孢素[2]。

他克莫司的活性与环孢素相似，但其抑制 IL-2 所需浓度要比环孢素低 10~100 倍。他克莫司也可抑制其他细胞因子的产生，包括 IL-3、IL-4、INF-γ、TNF 和粒细胞-巨噬细胞集落刺激因子。它对 B 细胞有着不同的影响，并且有抗炎作用。与环孢素类似，他克莫司与细胞内一种蛋白相结合：FK 结合蛋白 12。这种蛋白与钙调磷酸酶相互作用，抑制细胞因子基因转录和 T 细胞激活[15]。他克莫司的药代动力学、剂量和治疗药物监测在案例 34-7，问题 3-6 中描述。

mTOR 抑制剂

西罗莫司，以前称为雷帕霉素，是 FDA 批准的预防肾移植中急性排斥反应和替代环孢素的药物。在其他移植人群中也观察到西罗莫司相似的阳性结果；与其他药物，包括抗体、他克莫司、麦考酚酯、泼尼松等联合应用；当被用于紧急治疗排斥反应时，它的主要作用是避免使用或最小剂量应用钙调磷酸酶抑制剂。

与在 T 细胞活化早期起作用并抑制细胞因子产生的钙调磷酸酶抑制剂不同，西罗莫司作用于 T 细胞活化的晚期。它不抑制细胞因子生成，而是阻断信号转导，阻断 T 细胞和 B 细胞对 IL-2 等细胞因子的应答。西罗莫司与和他克莫司结合的 FK 结合蛋白 12 类似的蛋白结合，这种复合体干扰参与细胞增殖信号转导的某种酶或蛋白。环孢素和他克莫司都抑制钙调磷酸酶，而西罗莫司影响哺乳动物雷帕霉素靶蛋白（mammalian target of rapamycin，mTOR），西罗莫司还能抑制一种叫做 P7056 的蛋白激酶，这种酶参与微粒体蛋白质合成。这些效应导致细胞周期阻滞，信使 RNA 的合成受阻，从而阻断细胞增殖。西罗莫司还能抑制平滑肌细胞的增殖，尽管现在下结论还为时过早，但西罗莫司可能还会减少慢性排斥反应和癌症的发生。

西罗莫司表现出显著的药代动力学变异性。其平均生物利用度为 15%；C_{max} 和 AUC 在很宽的剂量范围内是线性的。西罗莫司分布广泛，主要分布在红细胞中，与血浆蛋白高度结合，约 92%。它还与脂蛋白结合。西罗莫司在肠道和肝脏中被细胞色素 P-450 3A4 同工酶代谢，并且它是 P-糖蛋白的底物。其药物相互作用与环孢素和他克莫司类似。仅 2% 的药物经肾脏清除。终末半衰期约为 57~63 小时，成人血药浓度达稳态的时间为 10~14 日，儿童则较短。

依维莫司是 FDA 最新批准的用于肾移植和肝移植的 mTOR 抑制剂，其作用机制与西罗莫司相似。用于避免使用或最小剂量应用钙调磷酸酶抑制剂。

依维莫司通过细胞色素 P-450 3A4 代谢，半衰期更短，平均 30 小时，给药剂量和频率与西罗莫司不同。尽管目标范围也不同于西罗莫司，但两药均需要血药浓度监测。它在移植中的作用与西罗莫司相似，但与西罗莫司的直接比较仍有待研究[16]。关于这种药物将在案例 34-4，问题 2 中讨论。

贝拉西普

贝拉西普是 FDA 批准的第一种静脉注射（IV）维持剂。贝拉西普是一种 CTL4-Ig，可以阻断 CD28 或 CTL-A4 与 CD80/CD86 结合相互作用的共刺激通路。CTLA4-Ig 与 CD80/CD86 结合力强于 CD28，导致共刺激和 T 细胞活化的抑制。贝拉西普每隔几周与其他药物（如麦考酚酯和泼尼松）联合使用，通常耐受性良好。它已被用作初始治疗，或用于避免或停止（转换）使用钙调磷酸酶抑制剂，以减少 CNI 诱导的肾功能减退。其对肾功能的益处以及避免 CNI 相关的副作用已被证实。然而，应该注意的是，与基于环孢素和麦考酚酯的方案相比，当贝拉西普与麦考酚酯合用时，急性排斥的风险增加。目前没有大样本研究将其与基于他克莫司的治疗方案或与细胞溶解诱导治疗相结合进行比较。在临床实践中，一些移植中心使用贝拉西普作为不能耐受 CNI 受者的替代药物。有一项意在评估其疗效的多中心研究正在进行中。其他一些小样本使用贝拉西普和 mTOR 抑制剂治疗的研究已经发表。应该注意的是，由于移植后患淋巴组织增生性疾病（post-transplant lymphoproliferative disorder，PTLD）的风险，贝拉西普在 EB 病毒抗体阴性的受者中是禁用的。上市前的 Ⅲ 期研究表明，EBV 血清学阴性的移植受者，接受贝拉西普治疗患 PTLD 风险较高，特别中枢神经系统 PTLD 值得关注。最近来自 Ⅲ 期临床研究的随访数据表明，对于移植超过 7 年的受者，与环孢素组相比，贝拉西普组的移植物存活率得到改善。因此，该药物可以为某些低风险肾移植受者带来益处，但不推荐用于其他器官移植受者，尤其是肝移植，因为既往的研究显示，与基于 CNI 的治疗方案相比，其预后较差[17]。

诱导药物

多克隆抗体

抗胸腺细胞球蛋白

多克隆抗体已经用于预防和治疗急性排斥反应数十年。目前使用的多克隆抗体通常通过静脉注射给药，主要有马（淋巴球蛋白）和兔抗胸腺细胞球蛋白。

从山羊和绵羊提取的抗胸腺细胞球蛋白（ATG）也被用于研究。然而，下面的讨论仅限于来自马和兔的提取物。无论 ATG 来自何种生物，都有相似的药理作用。然而效价和抗体特异性因批次和产品的不同而不同。马或兔的多克隆抗体生产首先是将同质化的人脾脏或胸腺制剂注射到动物体内，诱导动物体内产生针对人 T 淋巴细胞的免疫应答，再从动物体内收集含 T 细胞抗体的血清进行纯化。然而也会产生其他一些对抗人类细胞的抗体。这些抗体可以和除 T 淋巴细胞和 B 淋巴细胞以外的所有正常的血液单核细胞结合，这将消耗外周循环中的淋巴细胞、血小板和白细胞。这些机制被认为与外周循环淋巴细胞的溶解破坏、网状内皮细胞系统对淋巴细胞的吞噬、淋巴细胞受体的掩盖、细胞凋亡和免疫调节相关。这些制剂含有针对淋巴细胞表面标记物的抗体，包括 CD2、CD3、CD4、CD8、CD11a、CD25、CD44、HLA-DR 和 Ⅰ 级 HLA 抗原。它们干扰白细胞黏附和转运，并作用 CD20+ B 细胞。ATG 制剂通常在初始给药的 24 小时内快速且完全地耗尽循环 T 细胞，一个疗程结束后疗效仍可以持续数周，尤其是应用兔抗胸腺细胞球蛋白。

对这些产品也可以产生抗体,然而这并不会影响临床效果(详见案例34-1)[18]。

单克隆抗体

巴利昔单抗

巴利昔单抗是一种 IL-2 受体拮抗剂,单克隆抗体被批准用于联合其他免疫抑制剂来治疗肾移植中的急性细胞排斥反应。巴利昔单抗是一种嵌合抗体,包括小鼠和人的抗体序列。在肾移植受体中,这种制剂可以预防急性排斥反应的发生。偶尔也被应用在肝移植中。已经进行了巴利昔单抗和其他抗体如兔抗胸腺细胞球蛋白相比较的研究。与其他制剂相比的优势包括便于给药、副作用小、免疫原性低、感染或恶性肿瘤发生率低,并且所需剂量小。虽然有过敏报道,但是它的耐受性较好。巴利昔单抗在免疫低风险受者中似乎更有效,而在高风险受者中,它的使用是受限制的。它与仅表达在激活的 T 淋巴细胞上的 IL-2 受体 α 亚基(亦称 CD25 抗原或 TAC 亚基)相结合,这个亚基对 IL-2 激活 T 细胞至关重要,从而阻断 IL-2 与其受体相结合最终阻断 T 细胞激活。它不会导致淋巴细胞耗尽。在肾移植术后第 0 日和第 4 日,静脉注射两剂巴利昔单抗,可使 IL-2 受体位点饱和并维持 30~50 日(详见案例34-1,问题 4)[19]。

阿仑单抗

阿仑单抗是一种定向对抗 T 细胞、B 细胞、NK 细胞、巨噬细胞和单核细胞表面 CD52 抗原的人源化单克隆抗体。与 CD52 的结合可以引发这些细胞的抗体依赖性裂解。它被批准用于治疗某些类型的白血病,但是在器官移植中没有被批准使用。因其可减少淋巴细胞尤其是 T_H 淋巴细胞的显著降低或消耗,大量研究评估了其作为诱导治疗预防肾移植术后急性排斥反应的疗效。一些研究调查了它在低、高免疫风险移植中、糖皮质激素和 CNI 撤除或停药方案中的应用。一些机构已经研究它在糖皮质激素停用或减量以及 CNI 减量甚至停用的免疫抑制方案中的作用。它很少用于肝移植。这种制剂的使用方案通常是手术时给予一个单剂量的静脉注射或皮下注射。应用这个剂量在一些受者中可能会发生显著的中性粒细胞减少症和淋巴细胞减少症,并且持续数月至数年。尽管单剂量方案仍然可导致感染,但与多剂量方案相比,单剂量方案可以成功地减少真菌和病毒感染的发生率[20,21]。详见案例34-1,问题 4。

其他药物

肾移植虽然不是使用这些药物的适应证,但目前仍被用于肾移植。静脉注射免疫球蛋白和一种抗 B 细胞 CD20 单克隆抗体-利妥昔单抗,在移植前、后用于 ABO 血型不合或高致敏性的移植受者。C5 补体抑制剂依库珠单抗和蛋白酶体抑制剂硼替佐米也用于这种情况并被研究,以及用于抗体介导的急性细胞排斥反应的治疗[22,23]。

肾移植

适应证和评估

除非有禁忌证,终末期肾病患者均是肾移植术的适应人群。禁忌证(绝对或相对)由各个移植中心确定。绝对禁忌证包括患有恶性肿瘤、严重的活动性感染、活动性肝病、乙肝表面抗原阳性、严重或有症状的心脏或肺部疾病,还包括一些复发快、药物滥用、心理异常以及违规行为所导致的特殊肾病。肾移植受体的相对禁忌证包括慢性肝病、活动性感染、丙肝阳性、HIV 阳性、病态肥胖、交叉配型阳性和年龄大于 70 岁的患者。高龄作为终末期肾病行肾移植治疗的相对禁忌证存在争议,因为大约 40% 的终末期肾病患者的年龄超过 65 岁,越来越多的此类患者正在接受肾移植治疗。终末期肾病患者不需要等到接受透析时才考虑肾移植,因为与等待移植的透析患者相比,早期肾移植的成本更低,同时患者可以拥有更好的生活质量和更长的生存期。导致终末期肾病和肾移植的主要疾病包括糖尿病、高血压、肾小球肾炎和多囊肾。

糖尿病和高血压是引起终末期肾病的最常见的病因。肾移植可以使患者的肾功能恢复到接近正常水平(即肾小球滤过率在 50~80ml/min),从而提高生活质量,并可以纠正因终末期肾病引起的一系列并发症如贫血、低血钙、高磷血症,但不包括糖尿病、高血压、高脂血症。

评估一个患者是否需要接受器官移植时都需要考虑风险-收益比。一般情况下,肾移植手术能够提高患者的生活质量,避免因透析和肾衰竭所引发的并发症及后果。同时也比透析更经济有效。相反的,行肝移植手术的患者如果移植肝失功将会走向死亡。因此,当对进行器官移植的患者仔细评估移植标准。

供体与受体的匹配

无论对于活体供肾还是尸体供肾,供受体在 HLA-A、HLA-B 和 HLA-DR 位点上相匹配可以增加移植物的存活率并延长其半衰期。6 抗原位点匹配是一种理想状况,而 0 抗原位点匹配对肾移植则不太有利。半衰期是指移植物从存活到死亡所经历时间的一半。活体供肾的半衰期(平均 15.9 年)要长于尸体供肾(平均 11.9 年)[24]。对于匹配度相似的肾移植受体而言,首次接受尸体供肾的 1 年移植物存活率要大于 90%,而 3 年的存活率大于 80%。然而,这些积极的因素可能会被种族因素所抵消。与其他人群相比,非洲裔美国人肾移植术后受者和移植物的存活率较低,这可能与免疫学、医学、药理学、药代动力学、药物基因组学以及社会经济原因有关。除了非洲裔美国人,其他导致移植术后存活率低的原因还包括高龄供体、15 岁以下或 50 岁以上的受体、二次移植、PRA 较高(>20%~50%)和移植物功能延迟恢复。存在这些情况的受体往往被认为是高危受者。

由于供体数量有限,器官移植委员会试图安全利用边缘供体来增加供体资源。最近,该分配系统已经开始结合预测工具来确定供体的边缘程度，称为供体者档案指数（Kidney Donor Profile Index, KDPI）。KDPI采集供体信息，包括年龄、身高、体重、种族、高血压、糖尿病、死因原因、血清肌酐、丙肝状态和循环衰竭状况，对肾脏的评分从0%到100%。与KDPI较低的肾脏相比，百分数较高的供体移植后更容易失败。在目前的分配制度中，具有高KDPI（85%或更高）的供体被保留给年长的受体[25]。

免疫抑制治疗

案例34-1

问题1：G. P. 是一位52岁的非洲裔美国人，体重72kg，他患有终末期肾脏疾病（end-stage renal disease, ESRD），继发2型糖尿病、高血压和高脂血症。他连续4年每周行3次血液透析治疗。其他并发症包括：贫血、低血钙和高磷血症。G. P. 使用的药物包括：氨氯地平10mg（每日1次），雷米普利10mg（每日2次），立普妥20mg（每日1次），餐时和睡前服用两片碳酸钙，餐时服用司维拉姆800mg，皮下注射30单位甘精胰岛素，餐时注射8单位普通胰岛素，静脉给8 000单位促红细胞生成素（每周3次）。该患者等待肾移植手术2年，近期移植中心通知他入院接受尸体供肾移植手术。G. P. 与捐献者的血型一致，他最近的cPRA配型是10%。交叉配型为阴性，并且HLA配型显示供受体之间有3种抗原（A1，A2，B35）相匹配。入院时化验指标如下：

钠：141mEq/L

钾：4.7mEq/L

氯：102mEq/L

碳酸氢根：23mEq/L

血尿素氮：44mg/dl

血肌酐：13.9mg/dl

钙：7.8mEq/L

磷：6.2mg/dl

葡萄糖：225mg/dl

白蛋白：3.5g/dl

白细胞计数：8.4cells/μl

血红蛋白：10.8g/dl

红细胞压积：32%

患者HIV、乙肝表面抗原（HbsAg）、丙肝、巨细胞病毒（CMV）的血清学检测均为阴性，乙肝表面抗体（anti-Hbs）阳性，EB病毒（EBV）抗体阳性。

在移植手术前，G. P. 口服MMF 1g并静脉输注头孢唑林1g。术中在他的新肾即将再灌注之前，静脉给予甲泼尼龙500mg和兔抗胸腺细胞球蛋白100mg。术后静脉给予呋塞米100mg。手术后的当日静脉给予甲泼尼龙250mg，术后第2日甲泼尼龙剂量减到100mg。随后口服60mg泼尼松［1mg/(kg·d)］，到术后第7日减为20mg(0.3mg/(kg·d))，在1个月内递减至每日5mg。如果肾功能得到改善，在术后12小时内就应当按0.1mg/(kg·d)或每12小时3mg的剂量口服或鼻饲他克莫司，随后的给药剂量应根据血药谷浓度进行调整。MMF应

继续按1g（每日2次）口服。该患者在术后第1、2、3日仍需继续使用兔抗胸腺细胞球蛋白100mg来进行抗体诱导治疗。为什么G. P. 需要使用这种免疫抑制治疗方案？

免疫抑制治疗的主要目标是防止发生排斥反应和尽可能减少感染发生，并确保受者和移植物的长期存活，提高生活质量。肾移植术后第1年的总体急性排斥反应发生率为<15%。出现排异时大多数按照急性排斥反应治疗。

目前关于最佳的诱导和维持免疫抑制方案尚未达成共识，方案的选择主要取决于手术过程和移植的器官种类。虽然有研究综合评估了不同的治疗方案，但结果往往受到供体选择和条件、器官保存和获取、器官缺血（冷、热）情况、受体的术前状况、合并症及高低危险因素、手术过程、术后管理、监测及随访等方面差异的影响。另一个需要注意的问题是许多药物在术后第1年表现出较好的疗效，但在慢性排斥和移植物存活等远期效果上并没有显著的影响[3]。治疗方案的选择通常基于移植时存在的危险因素。在移植术后早期，由于发生急性排斥反应的风险在术后数周至数月内最高，免疫抑制剂的种类、剂量和靶浓度均要高于移植后期。

虽然某些情况选用了单一疗法，但大多数初始免疫抑制治疗方案联用2种或3种维持药物，这取决于器官移植的种类和危险因素。常见的组合方案包括CNI（环孢素或他克莫司）与MPA或西罗莫司，以及泼尼松。最常见的方案是他克莫司、MMF和泼尼松以及短期给予单克隆抗体（阿仑单抗，巴利昔单抗）或多克隆抗体（兔抗胸腺细胞球蛋白）。另一种选择是避免使用糖皮质激素和CNI，或在移植早期短程使用，在移植后一段时间（通常是几个月）停药，以避免这些药物的长期不良作用。在HLA相同的活体肾移植中，双药疗法（例如他克莫司或麦考酚酯和泼尼松）获得了很好的疗效；然而，与其他方案一样，急性排斥反应仍可能会发生。联合治疗可以利用不同的药物作用机制，通过序贯治疗和使用小剂量而不是单独使用较大剂量的药物来降低药物毒性。然而，多药联合可能导致药物成本增加、依从性问题、感染和恶性肿瘤的发生率增加，以及难以评估和控制不良反应[9]。

由于G. P. 接受了一个死亡供体的捐赠，并且被认为是一个免疫排斥高危的受体（他是非洲裔美国人），所以使用一种抗体联合几种维持药物是比较合适的。他一开始服用他克莫司、麦考酚酯和泼尼松。基于文献报道，这种药物组合是最有效的[15]。

在移植后的6个月，用药剂量会随时间推移逐渐减小并维持在一个稳定剂量，持续6个月到1年。对于G. P. 而言，他克莫司、环孢素、西罗莫司和依维莫司剂量根据谷浓度进行调整，目标谷浓度值也随时间降低。稍后可能会停止使用麦考酚酯。虽然停药可以减少不良反应发生，但必须权衡发生排斥反应和移植肾丢失的风险。单药治疗一般使用他克莫司或环孢素，该疗法可以在低危的肾脏、肝脏移植受者中使用。大多数受者需终身服用免疫抑制药物。

移植后诱导治疗是指在移植时或术后最初几日使用抗体诱导免疫耐受。兔抗胸腺细胞免疫球蛋白、阿伦单抗、巴利昔单抗都是诱导药物。移植早期可能会发生急性排斥反应和移植物功能延迟恢复(移植后最初 7 日内需要透析)。两者都对移植肾的存活有负面影响。抗体诱导可以减少急性排斥反应和移植肾功能延迟恢复的发生,通常用于免疫高风险受者。允许使用较低的剂量,或缓慢引入,或在维持药物后顺序使用。抗体诱导是高危患者早期治疗的主要组成部分。现在低至中风险的受者使用抗体诱导治疗也逐渐增多,其常作为一种避免使用 CNI 和糖皮质激素药物的替代疗法。目前,大约 80% 的肾移植受者接受免疫诱导治疗,而兔抗胸腺细胞球蛋白的使用率约占 60%[2, 26]。

选择兔抗胸腺细胞球蛋白作为诱导药物是因为 G. P. 是非洲裔美国人,他发生急性排斥反应的风险更高。通常,兔抗胸腺细胞球蛋白似乎比 ATGAM(马抗胸腺细胞球蛋白)更有效。当用于诱导时,兔抗胸腺细胞球蛋白可减少急性排斥反应的发生,提高受者存活率,并且副作用可控。在肾脏移植中,与马抗胸腺细胞球蛋白相比,该药物可有效减少急性排斥反应的发生,提高移植物短期和长期存活率,特别是对高风险受者[26]。

抗胸腺细胞球蛋白

剂量和给药方式

虽然 FDA 没有批准,但是兔抗胸腺细胞球蛋白和马抗胸腺细胞球蛋白对免疫诱导治疗或急性排斥治疗均有效。兔抗胸腺细胞球蛋白的剂量范围为 1~6mg/kg,但是常规剂量为 1.5mg/(kg·d),而马抗胸腺细胞球蛋白的使用剂量范围为 10~20mg/(kg·d),常规剂量为 15mg/(kg·d)。这两种药均可以使用 0.9%氯化钠注射液稀释,静脉持续给药 4~6 小时。两者通常注入流速较高的中心静脉,从而减少疼痛、红斑和静脉炎的发生。目前兔抗胸腺细胞球蛋白已经可以通过外周静脉输注[27]。建议使用马抗胸腺细胞球蛋白前进行皮试,而兔抗胸腺细胞球蛋白则不需要。既往对马血清敏感的患者有可能会产生过敏反应,但不断改进的产品纯化技术使得过敏反应的发生率有所下降。皮试阳性的患者可以进行脱敏,也可以使用兔抗胸腺细胞球蛋白来替代治疗[18]。

剂量和疗程

通常在术中给予首剂兔抗胸腺细胞球蛋白。与术后给药相比,术中给药可以降低移植肾功能延迟恢复的风险。使用兔抗胸腺细胞球蛋白或马抗胸腺细胞球蛋白进行免疫诱导治疗的疗程一般为 3~10 日。治疗排斥反应的疗程一般为 7~10 日。对于类似 G. P. 的患者,给予四倍剂量预防治疗被证实跟长期用药一样有效[18]。

不良反应

许多不良反应与使用兔抗胸腺细胞球蛋白或马抗胸腺细胞球蛋白有关。通常会发生局部静脉炎和疼痛,过敏反应较罕见。常见症状有寒战、发热、红斑、皮疹、荨麻疹、皮肤瘙痒、头痛、白细胞减少和血小板减少。发热寒战、低血压、恶心呕吐可能是因为裂解的淋巴细胞释放出 TNF、IL-6 等细胞因子而引起的。这些症状可以通过给药前服用对乙酰氨基酚和苯海拉明来控制。

可以在头两剂兔抗胸腺细胞球蛋白用药前 1 小时给予最大剂量 500mg 的甲泼尼龙来减小输液反应。机会性病毒(CMV 和 EB 病毒)和真菌感染是主要的迟发出现的副作用。对恶性肿瘤的易感性,如 PTLD 也是一个问题。因为 CMV 感染风险的增加,患者常常需要在诱导治疗期间口服缬更昔洛韦或静脉输注更昔洛韦,治疗结束后仍需继续口服缬更昔洛韦长达数月时间[18]。

监测

在输液期间,应当每小时监测 1 次患者的生命体征,并且应每日监测其白细胞和血小板计数。如果患者的白细胞计数下降到小于 3 000/μl,那么就需要将给药剂量减少一半或完全停药直到白细胞计数恢复至理想水平。使用兔抗胸腺细胞球蛋白来治疗急性排斥反应的患者可能会基于血小板和白细胞计数来调整药量,但是这种调整需慎重考虑。

用药剂量也可以根据淋巴细胞绝对计数或淋巴细胞亚群计数来调整,以求最大限度提高疗效并尽可能地降低感染并发症。例如,药物剂量可以根据目标 T 淋巴细胞(CD2 或 CD3)绝对计数来调整,当其小于 25~50/μl 时需要减量,尤其是在使用该药来治疗急性排斥反应时。类似 G. P. 的案例,用马抗胸腺细胞球蛋白进行诱导治疗时,很少基于 CD2 或 CD3 计数来调整剂量。但基于 CD2 和 CD3 计数来调整给药剂量,会使用药量减少,用药频率降低(例如,隔一日而不是每日),成本降低,并且病毒感染几率减小。与马抗胸腺细胞球蛋白相比,兔抗胸腺细胞球蛋白对淋巴细胞的影响更大,持续时间更长,却不会增加感染和恶性肿瘤发生的风险[18]。

巴利昔单抗已经被批准用于肾移植的免疫诱导治疗,然而它也可以用于其他器官移植受者。它与环孢素或他克莫司、糖皮质激素以及 MMF 或西罗莫司联合应用。与安慰剂相比,巴利昔单抗具有类似的安全性,并且比兔抗胸腺细胞球蛋白安全性更高。但对高危人群例如 G. P. 、高 PRA 或器官缺血时间过长、移植肾功能延迟恢复、曾经接受过移植手术的受者作用有限。对于这类受者,大多数移植中心都使用多克隆抗体进行诱导治疗。最初针对 IL-2R 单抗进行的试验只纳入极少数的高危受者,或完全排除在外。更加有效的药物如兔抗胸腺细胞球蛋白，仍是高危受者的首选。一项前瞻性研究比较了兔抗胸腺细胞球蛋白与巴利昔单抗在高危肾移植受者中的疗效，结果显示前者的急性排斥反应的发生率低[20]。巴利昔单抗通常用于低、中危受者以及那些最小剂量 CNI 或避免糖皮质激素方案的受者。

阿仑单抗作为另一种替代方案被一些移植中心用于治疗低危和中高危受者。研究显示其在高危受者中的效果不亚于兔胸抗腺细胞球蛋白，而在降低低危受者急性排斥反应方面疗效优于巴利昔单抗[28]。不良反应包括频繁和长期的中性粒细胞减少、淋巴细胞减少、血小板减少、贫血、恶心、呕吐和腹泻。尽管是在移植术中麻醉状态下单剂量给药，但仍可发生输液反应。与兔胸抗腺细胞球蛋白一样，机会性感染和发生恶性肿瘤的风险也会增加。利妥昔单抗也被用于研究非致敏或 ABO 血型相容移植受者的潜在诱导治疗，但对 ABO 不相合的受体其疗效并不太明显[22]。

术后病程和移植肾功能延迟恢复

案例 34-1，问题 5：G.P. 术后转入移植病房，在接下来的 3 个小时，他的尿量从 300ml/h 降至 40ml/h。他静脉补液的速度与排尿速度保持一致。他在手术中补液量为 3L。其血压为 140/83mmHg，心率 87 次/min，体温 36.9℃，没有脱水迹象。他的血尿素氮为 56mg/dl，血肌酐为 12.8mg/dl。在给予 100mg 呋塞米后他的尿量增加到 140ml/h，但数小时后又减少到 40ml/h。再次给予补液及呋塞米结果同前。肾脏超声结果显示没有尿漏、积液或输尿管梗阻。二亚乙基三胺五乙酸肾动态显像显示肾脏灌注良好，但累积和清除率有所下降。在接下来的 2 日，G.P. 的血压为 150/93mmHg，体重 76kg（较术前增加 4kg），尿量减少到每日 200ml，相关的化验指标如下：

血尿素氮：85mg/dl

血肌酐：13.2mg/dl

钾：5.8mEq/L

我们医生决定对 G.P. 进行血液透析治疗。G.P. 的肾功能为什么会这样？最可能的诊断是什么？

肾移植术后早期的肾功能可以很好地反映出移植肾的功能好坏以及是否出现功能延迟恢复。如果受体具有良好的肾功能，那么利尿就很顺利，并且血肌酐在移植后的几日迅速下降到 2.5mg/dl 以下。大多数的活体移植与 30%~50% 的尸体移植均可在术后获得良好的肾功能。肾功能中度或恢复较慢的肾移植受者血肌酐下降也较慢，可在术后一周内稳定下来。移植肾功能延迟恢复的受者通常少尿或无尿，需要尽早行血液透析治疗，并且要数日到数周时间才能恢复。移植肾功能延迟恢复最常见于接受死亡供体捐赠的受者，其发病率为 10%~50%[29]。

移植肾功能延迟恢复的诊断依赖于临床表现和实验室检测，各中心的诊断标准可能有所不同。传统意义上移植肾功能延迟恢复被定义为移植术后 7 日内需要进行透析治疗。移植肾功能缓慢恢复被用来描述肾功能改善滞后的状态，但无需行透析治疗。移植肾功能延迟恢复与供体（年龄、器官状况、缺血时间延长）、术中情况（低血压、体液失

衡、缺血再灌注损伤）和受体情况（二次移植、术后低血容量或低血压、使用肾毒性药物）有关[29]。

对于 G.P. 而言，移植术后第一个小时尿量少，随后出现少尿并排除了急性肾小管坏死可能，肾扫描结果，血尿素氮和血肌酐恢复欠佳，以及需要行透析治疗均提示其移植肾功能延迟恢复。移植肾功能延迟恢复将降低移植肾长期存活的时间，增加发生急性排斥反应的风险，以及因为透析影响术后早期治疗，延长住院天数，并且增加治疗费用。同时它也会增加评估急性排斥反应的困难，因为受者的肾功能已经受损。对于移植肾功能延迟恢复的患者，如果术后第 7 日血肌酐水平仍没有改善则有必要行肾脏穿刺活检[29]。

案例 34-1，问题 6：此时 G.P. 的免疫抑制治疗方案需要做怎样的调整？是否有治疗措施可以预防和治疗移植物功能延迟恢复？

CNI 类药物的肾毒性可能导致移植肾功能延迟恢复的发生，并延长疗程。因此，他克莫司需要暂时停药或减少用量。由于它的这种影响，一些治疗方案不包含 CNI 类药物，或仅在术后第 1 周少量使用，或推迟使用直到肾功能得到改善。这些方案通常包含抗体，并且在发生移植肾功能延迟恢复和急性排斥反应风险最高的移植术后早期就给予较强的免疫抑制药物。兔抗胸腺细胞球蛋白常用于移植肾功能延迟恢复的受者，因为它与 CNI 类药物相比，可能会缩短病程并且减少透析的次数。另一可行的选择是使用巴利昔单抗，其已被证实可以减少急性排斥反应发生率并推迟首次排斥的时间。值得关注的是，与使用兔抗胸腺细胞球蛋白不同，使用巴利昔单抗时需要及早应用 CNI 类药物，因为其不能长期有效地防止排斥反应。此外，还应维持 MPA 剂量并继续逐渐减少泼尼松剂量。对于 G.P. 而言，根据他的血肌酐和尿量改善情况以及当前泼尼松和 MMF 的治疗方案，可以给予兔抗胸腺细胞球蛋白 5~10 日。常规剂量为每日或隔日 1.5mg/kg，取决于他的 CD3+ 水平以及白细胞、血小板的计数。直到血肌酐水平下降才能够使用他克莫司。

最近的研究集中在预防或逆转移植物功能延迟恢复的疗法，结果喜忧参半。在此背景下有几种疗法正在进行测试，其中包括抑制 p53（I5NP）、补体（依库珠单抗）、TLR2（OPN-305）和肝细胞生长因子（BB3）。其他已经试用过的疗法包括阿替普酶、依那西普、缺血预处理、促红细胞生成素和多巴胺，后者显示可以减少透析，但尚无一例证实可提高移植物存活率。由于移植物功能延迟恢复是一个常见且重要的临床难题，它仍然是一个重要的研究的热点[29]。

排斥反应

案例 34-1，问题 7：G.P. 在术后第 0、1、2 和 3 日按 1.5mg/kg 的剂量静脉滴注 6 小时兔抗胸腺细胞球蛋白作为诱导用药，但因为他出现移植肾功能延迟恢复，所以在术后第 5 日给予了额外剂量。这个额外剂量联合泼尼松和 MMF 一同给药。术后第 5 日开始给予他克莫

司 3mg 口服（每日 2 次）。停止使用兔抗胸腺细胞球蛋白后，G.P. 的尿量逐渐增加到每日 1 600ml，体重减少到 73kg。其他指标如下所示：

血压：142/84mmHg

心率：82 次/min

体温：36.7℃

血尿素氮：23mg/dl

血肌酐：2.3mg/dl

钾：4.6mEq/L

在停止使用兔抗胸腺细胞球蛋白 60 日后，G.P. 开始规律饮食，并且可以服用所有口服药物。他当前使用的药物包括 MMF750mg（每日 2 次）、泼尼松 5mg（每日 1 次）、他克莫司 5mg（每日 2 次）、雷尼替丁 150mg（睡前）、琥珀辛酯磺酸钠 100mg（每日 2 次）、氨氯地平 10mg（每日 1 次）、美托洛尔 50mg（每日 2 次）、甘精胰岛素 40 单位（每日 1 次）、诺和锐 10 单位（每日 3 次随餐）、缬更昔洛韦 450mg（每日 1 次）和甲氧苄啶-磺胺甲噁唑（trimethoprim-sulfamethoxazole，TMP-SMX）的双剂量片剂，于每周一、周三和周五各服用 1 片。他的体重增加到了 75.6kg，指标如下：

血压：160/94mmHg

心率：98 次/min

体温：37.6℃

血尿素氮：30mg/dl

血肌酐：3.4mg/dl

钾：4.8mEq/L

他克莫司谷浓度：5ng/ml（目标范围：8~10ng/ml）

最近一次 24 小时尿量下降到 750ml

患者感到疲惫、食欲缺乏，但在过去的 1 日里他的液体入量充足。有什么证据表明 G.P. 出现了排斥？

虽然在过去的 10 年里急性排斥反应发生率有所下降、移植肾存活率提高，但某些类型的急性排斥反应和慢性排斥反应仍然是导致移植肾失功的主要原因。排斥反应可以分为超急性、加速性、急性和慢性。肾脏活检是诊断肾移植后排斥反应的金标准。目前已有相应的标准来对排斥反应的类型和严重程度进行分类和分级。

超急性排斥反应

超急性排斥反应通常发生在同种异体移植后数分钟到数小时内，是一种细胞毒抗体对供体特异性 I 类抗原发生的排斥反应。这种类型的排斥反应比较罕见，因为供受体在术前会进行 ABO 血型匹配和 HLA 配型，但它的预后很差。临床上，此类患者表现为无尿、高钾血症、高血压、代谢性酸中毒、肺水肿等，而且在某些情况下伴有弥散性血管内凝血。肾脏灌注扫描显示无摄取。如果已排除其他导致无尿的可能原因并明确诊断，那么必须摘除移植的肾脏。

加速性排斥反应

加速性排斥反应通常发生在器官移植后的数日内。这是由于供体存在与受体预先致敏原类似的抗原物质，并且产生了新的供体特异性抗体。肾移植加速排斥反应主要发生于那些曾接受过移植的、多次妊娠或输血的受者。这些受者通常在发生急性肾衰之前的数日维持良好的肾功能。加速排斥反应一般对药物的耐受性更高。

急性排斥反应

急性排斥反应是最常见的肾移植排斥反应类型，大多对治疗有反应。大多数急性排斥反应是 T 细胞介导的，有一些是 B 细胞介导的，另外一部分是由两者共同介导的。肾移植后急性排斥反应会显著降低活体和尸体供肾的半衰期和存活时间。急性排斥反应可以发生在肾移植后 1 周到数月时间。G.P. 案例表明，预防性地应用抗体进行免疫诱导可以将急性排斥反应的发生推迟数周。如果发生急性排斥反应，一般发生在移植后第 1 年内，大多数发生于术后 60 日内。然而，受者不规律服药和监测，也可使急性排斥反应发生在移植术后的任何时间。发生急性排斥反应受者的临床表现包括无症状、仅有血肌酐升高的肾功能轻度受损，这比较常见，也可以表现为类似流感的症状、高血压或出现急性少尿肾衰竭。G.P. 表现为不适、乏力和食欲下降。这种非特异性主诉常见于发生排斥反应的患者，并且可伴有肌痛以及移植部位的压痛。客观来讲，G.P. 体重增加、高血压、尿量减少、血肌酐增高均符合急性排斥反应表现。此外，他克莫司血药浓度较低，提示免疫抑制不充分。必须区分移植肾急性排斥反应和 CNI 类药物肾毒性，以及除外感染（如肾盂肾炎、CMV、BK 多瘤病毒）。虽然临床证据表明 G.P. 可能出现急性排斥反应，但肾活检仍是明确诊断的金标准。活检结果通常需要等待 6~8 小时。如果确实存在急性排斥反应，活检将显示单核细胞间质浸润，严重时伴有肾小管炎症或动脉内膜炎。急性排斥反应的严重程度将根据病理标准进行分类和分级，这将决定后续的治疗方案。不太严重的受者可以使用大剂量糖皮质激素治疗，而严重的受者则应给予兔抗胸腺细胞球蛋白治疗[6]。

抗体介导的排斥反应

抗体介导的（也被称为体液）排斥反应包括由抗体介导的急性或慢性排斥反应。在过去的几年中，人们越来越认识到这种类型的排斥反应对移植的重要性和不利影响。抗体介导的排斥反应（antibody-mediated rejection，AMR）的发生率不到急性排斥反应的 10%，但移植物失功率接近 30%。AMR 的组织学标准与 ACR 不同。C4d 补体成分染色阳性，提示是抗体介导的排斥反应，尽管这种类型的排斥反应在 C4d 阴性时也可能发生。许多受者在移植前后都有供体特异性抗体（donor-specific antibodie，DSA），这些抗体可能在移植后数小时到数年内出现。抗体介导的排斥反应通常与血流动力学改变有关，并且对药物治疗的抵抗力更强[30]。

慢性排斥反应

慢性排斥反应是导致肾移植 1 年以上远期移植肾丢失的主要原因。它可以是细胞介导的，也可以是体液介导的。在多数案例中慢性排斥反应进展缓慢，往往持续数年时间。

慢性排斥反应的特征症状是高血压、蛋白尿和肾功能逐渐受损直至肾衰竭。由于没有特定有效的治疗手段，只能采取支持治疗(例如肾移植后透析)。最终，二次移植是必要的。一些数据表明，部分患者可能受益于一些新型药物，如MMF和西罗莫司等无肾毒性的药物，但有待进一步研究。慢性排斥反应的诊断依赖于临床表现及活检发现移植肾管腔结构和血管的纤维化。肾移植慢性排斥反应必须与慢性CNI类肾毒性、慢性感染、原发肾病的复发及其他原因引起的同种异体移植物损伤区分开。

慢性移植物损伤

慢性移植物损伤(chronic allograft injury, CAI)通常是排他性诊断，是指肾移植后数月到数年肾功能进行性减退恶化，确切原因不明，导致移植物丢失。CAI的发病包括免疫机制和非免疫机制。导致CAI发病的免疫因素包括急性排斥反应病史、免疫抑制不充分、不依从免疫抑制治疗、既往发生过如CMV等的感染。非免疫性因素包括供体状况(年龄、高血压、糖尿病)、缺血时间增加、受体高血压、高脂血症、CNI类药物肾毒性和体重指数升高。间质纤维化/肾小管萎缩(interstitial fibrosis/tubular atrophy, IF/TA)是用于描述这种情况的另一个术语。它通常被认为是不可逆的，并且不受加强免疫抑制治疗的影响[31]。

急性排斥反应的治疗

案例34-1,问题8：对G.P.移植后的肾脏行穿刺活检提示其发生1A级中度急性排斥反应。随后G.P.开始接受甲泼尼龙500mg(每日1次)静脉给药。同时终止口服维持剂量的泼尼松，增加MPA和他克莫司的剂量。之后口服高剂量的泼尼松递减方案将替代静脉给药后。为什么甲泼尼龙可以用于治疗G.P.的首次急性排斥反应？

高剂量或静脉冲击给予甲泼尼龙，静脉注射兔抗胸腺细胞球蛋白，静脉滴注ATG和口服泼尼松均可以用于治疗各种实体器官移植后的急性排斥反应。大剂量糖皮质激素(通常静脉注射甲泼尼龙)被认为是治疗急性排斥反应的一线药物，因为它可以快速降低淋巴细胞反应，给药途径简单，并且能够逆转至少75%的急性排斥反应。兔抗胸腺细胞球蛋白通常适用于激素抵抗的排斥反应或更加严重的排斥反应。静脉注射免疫球蛋白同样也可以用来治疗激素抵抗的排斥反应。理想的激素剂量、给药途径和用药方案尚不清楚，而且不同的移植糖皮质激素的使用方案各不相同。静脉注射甲泼尼龙和口服泼尼松在逆转排斥反应方面的疗效是相似的，但是口服糖皮质激素的时间长，不良反应发生率较高。虽然静脉注射50mg与静脉注射1g甲泼尼龙对淋巴细胞的抑制作用是相似的，大多数机构使用250~1 000mg(最常用500mg)甲泼尼龙静脉注射(每日1次)连用3剂，并且相应地调整注射前口服泼尼松的剂量。例如将口服泼尼松的剂量每日减少100~200mg，持续1~3周，最终降至维持剂量。对于G.P.而言静脉注射甲泼尼龙比较合适，因为糖皮质激素是公认的治疗肾移植急性排斥反

应的一线药物，并且首次发生的排斥反应对该药十分敏感。此外，G.P.此前曾预防性地使用过兔抗胸腺细胞球蛋白，应尽量避免给予额外剂量。兔抗胸腺细胞球蛋白会增加CMV感染和恶性肿瘤的风险，而且它的给药较不便，需要更密切的监测，并且价格更贵，通常只用于治疗激素抵抗或更为严重的排斥反应。

尽管如此，使用大剂量糖皮质激素并非没有风险。它会增加感染的风险，并且长期使用将诱发眼、骨骼、心血管和内分泌的异常。虽然G.P.仅接受3日的大剂量甲泼尼龙静脉注射，但由于他患有糖尿病，需要监测血糖和调整胰岛素的用量，因为糖皮质激素会改变葡萄糖代谢。短期使用甲泼尼龙也可以掩盖感染症状(例如发热、白细胞计数改变、炎症相关性疼痛)，延误诊断。还会引起失眠、紧张、兴奋、情绪变化、急性精神病和躁狂。如果甲泼尼龙方案对G.P.的急性排斥反应有效，那么他的血肌酐浓度应当在2~5日内下降，同时尿量会增加。

此外，可以适当地将G.P.的他克莫司使用剂量增至7mg(每日2次)，因为其血药浓度较低(5ng/ml)，浓度低可增加发生急性排斥反应的风险。由于他克莫司剂量微小改变将不成比例地增加血药浓度，所以应在2~3日内重新检测评估其血药浓度。MMF用量可以增加到1g(每日2次)甚至增加到1.5g(每日2次)，因为此剂量的MMF与CNI类药物联合应用可以减少非洲裔美国人的急性排斥反应发生，尤其是接受环孢素治疗的患者。有限的数据支持在以他克莫司为基础的方案中将霉酚酸酯的剂量增加到1g BID以上[32,33]。如果G.P.既往一直使用环孢素，另一种选择是使用他克莫司来代替环孢素，这样能够降低将来急性排斥反应的发生率。预防再次发生排斥反应的另一个重要方面是评估G.P.对其治疗方案的理解和依从性。患者依从性差是发生急性排斥反应和移植肾失功的主要原因[34]。

案例34-1,问题9：6个月后医生注意到，SCR再次升高。同时，血中也检测到供体特异性抗体，肾组织活检显示为AMR吗？这种急性排斥反应怎样治疗？

AMR相对更难治疗，治疗方法更多样。它与最初用于治疗的激素以及胸腺球蛋白类药物无关。最为常见的治疗方法为血浆换置或者免疫吸附。这些治疗形式通常用于祛除循环系统中的抗体以及作为静脉中残留抗体抑制剂的低/高浓度免疫球蛋白给药通常在该治疗过程之后。由于对其认识与诊断的不断提高，以及治疗的耐药性增加，大量研究不断涌现。血浆置换和IVIG常用于该病，利妥昔单抗也被联合应用于治疗急性AMR。其他药物暂未批准用于器官移植，正处于研究阶段。一些药物(如硼替佐米，一种可以导致细胞凋亡的药物；依库丽单抗，一种抗C5抗体药物)，已用于少量大规模的AMR治疗监测的随机性评估，对于这些药物是否能用于AMR的一线治疗，目前尚未达成一致，尽管很多医生选择伴IVIG的血浆置换作为起始治疗，并且在后续的各阶段中加入上述的药物治疗[35]。

钙调磷酸酶抑制剂-诱导肾毒性

案例 34-2

问题 1：C. C. 是一位 60 岁的男性，3 年前接受了尸体肾移植。移植后第 1 年的血肌酐为 1.5mg/dl；第 2 年，为 1.7mg/dl；现在是 1.9mg/dl。他说感觉良好。血压控制较好，尿蛋白阴性。此时的肾活检显示没有急性或慢性排斥反应的迹象，但有 CNI 中毒性肾损害表现。目前的方案是环孢霉素 275mg（每日 2 次），MMF 500mg（每日 2 次），泼尼松每日 5mg。他目前的实验室检查显示如下：

环孢素的血药谷浓度：220ng/ml（目标值为 100 ~ 150ng/ml）

钾：5.5mEq/ml

镁：2.3mg/dl

尿酸：8.0mg/dl

为什么 C. C. 会出现 CNI 中毒性肾损害呢？

CNI 的肾毒性是最常见的不良反应之一，在所有服用该药的受者中都有不同程度的发生。血清肌酐的上升是渐进的，且不像排斥反应的血肌酐值那么高。CNI 的药物浓度可能升高，然而有些出现 CNI 肾毒性的受者 CNI 浓度可能在目标治疗范围内，甚至低于目标治疗范围。已经确定 CNI 肾毒性存在两种形式：功能性或急性肾衰竭和慢性中毒性肾损害[36]。

急性 CNI 肾毒性更可能发生在移植后的第一个月，因为 CNI 的用药剂量和浓度水平在这个时间最高。功能性肾衰竭和急性肾毒性是肾功能不全最常见的形式，特征是停用 CNI 或降低剂量时病情快速逆转。该综合征通常与组织病理学异常无关。反复发作的短暂性急性肾功能不全可导致持续性的急性肾功能不全。即使停用 CNI，经反复发作的肾功能，通常是不能完全恢复的。持续性急性肾功能不全可导致肾小管毒性，可能与肾小球小动脉血栓形成或弥漫性间质纤维化有关。

慢性肾毒性与蛋白尿和肾小管功能障碍有关。CNI 相关的慢性肾病患者行肾活检显示移植肾小管间质异常，有时伴局灶性肾小球硬化。这些发现被认为是非特异性的。最近，CNI 的慢性肾毒性在进展为不可逆的慢性肾功能障碍中的作用受到质疑，并且认为许多受者被过度诊断。但是，长期使用 CNI 的确可导致慢性肾毒性，通常在用药 6 个月后出现，并且可能是不可逆的。在这种情况下，肾功能逐渐下降到需要透析或再次移植的程度。环孢素或他克莫司引起的短暂性急性肾衰竭的病理生理机制尚未完全明了，但似乎与其对肾血管的影响有关。例如，CNI 可导致肾小球灌注不足，继发性引起肾小球入球小动脉收缩，从而降低肾小球的滤过作用。其中一个可能的解释是，环孢素打破前列环素和血栓素 A2 在肾皮质组织内的平衡。血栓素 A2 分泌增加导致肾血管收缩。由 CNI 刺激血管细胞分泌内皮缩血管肽，也可以通过其强大的缩血管特性导致这种急性反应。激活的肾素-血管紧张素-醛固酮系统也可以发挥

重要的作用。CNI 还可引起可逆性的肾小管功能降低。肾小管功能的改变，导致镁的重吸收减少及钾、尿酸的排泄减少。这可能是由于直接的肾小管毒性和可能的血栓素 A2 刺激血小板活化和聚集的结果。

C. C. 血清肌酐和环孢素浓度升高，提示环孢素的急性毒性是其发病的最有可能原因。在这种情况下，环孢素的总剂量应该减少约 25% 至 225mg（每日 2 次），保持在目标浓度范围内，如果 C. C. 减少剂量导致排异反应，则应密切监测症状的缓解或恶化。如果是急性的 CNI 中毒，他的高钾、高尿酸、低镁应该会随着剂量的减少而得到纠正。如果是因环孢素引起的肾毒性，当减少环孢素剂量时，血清肌酐水平将明显降低。如果血清肌酐浓度没有出现这样的降低，或者继续上升，则应考虑其他非免疫或免疫原因，并且还需要使用西罗莫司、依维莫司或贝拉西普等药物替代钙调磷酸酶抑制剂。

钙调磷酸酶抑制剂的避免使用、停用及最小化使用

案例 34-2，问题 2： C. C. 能够适当的停用环孢素吗？如果进行尝试，应该怎样去做？

环孢素和他克莫司有许多代谢方面、心血管系统、神经系统及皮肤的不良反应，但最重要的是肾毒性，它是移植物丢失的主要原因。停用环孢素的潜在好处是减少其毒性作用，但必须权衡排斥反应、移植物失功以及替代药物毒性作用的风险。

对慢性肾毒性以及其他长期副作用的关注，促进了环孢素或他克莫司最小化、停用或替代/转换方案的发展，可以使用的药物有麦考酚酯或西罗莫司、依维莫司、贝拉西普或使用低剂量的环孢素或他克莫司。

抗体诱导、西罗莫司、依维莫司、麦考酚酯和贝那西普等不伴有肾毒性的药物，已在试图避免使用、停用或使用最低剂量 CNI 的联合方案中进行评估。完全避免使用 CNI 的方案通常包含这些药物。在低风险人群中进行的研究观察到血清肌酐水平较低，CNI 导致的中毒性肾损害较少，但急性排斥反应发生率较高，尤其是完全不用 CNI。其他研究显示，兔抗胸腺细胞球蛋白或巴利昔单抗、西罗莫司、麦考酚酯及糖皮质激素与避免使用、停用、或最低剂量使用环孢素或他克莫司的治疗方案比较，具有相同的效果[37,38]。

早期停用环孢素，急性排斥反应的风险增加 10% ~ 20%，但不会影响移植物的存活。可采取停用 CNI 或用药剂量最小化的方案。有许多尝试在移植后的前 3 ~ 12 个月内进行，试图在严重慢性损伤发生之前将肾毒性作用逆转。这些方法包括在停用 CNI 或减少剂量时，使用麦考酚酯、西罗莫司，或两药联合，但这些研究主要在低风险受者中进行[65]。西罗莫司的数据表明，受者在移植后第 1 年无蛋白尿，估算肾小球滤过率大于 40ml/min，具有较好的肾功能。这是否适用于其他替代药物仍有待确定。通常，当西罗莫司添加到包含 CNI 的方案时，CNI 剂量最初减少 50%，某些情况下，在几周到几个月的时间内，可逐渐完全停用。初始就可以看到血清肌酐的改善，这可能是由于减少 CNI 的缩

血管作用。

使用最低剂量或停用 CNI 不可能扭转 C. C. 活检所观察到的肾损害，但它可以减缓肾功能继续恶化的速度。因为 C. C. 目前服用麦考酚酯，一种方案是继续减少环孢素用量，增加麦考酚酯用量，并维持糖皮质激素用量。另一种方案是用西罗莫司/依维莫司替换麦考酚酯，因为他没有蛋白尿并且他的 eGFR>40ml/min，维持糖皮质激素用量，缓慢减少或停用环孢素。贝拉西普也可用作环孢菌素的替代品，同时继续使用麦考酚酯和糖皮质激素。一些研究表明，与 CNI 相比，使用贝那西普的移植受者 eGFR 更好，移植后糖尿病的发生率更低，血压更低，胆固醇更低，但存活率没有明显差异[37]。对于像 C. C. 这样的患者，最优方案未知，因为这些调整的治疗方案长期效果尚不明确。如果尝试这种方案，应该对 C. C. 的急性排斥反应进行仔细的观察，对药物的不良反应（如患者不耐受）和可能感染进行密切监测。此外，减少或停用环孢素，高血压、高脂血症和高血糖可以得到改善，对最小化肾损伤也发挥作用。

糖皮质激素的避免使用及停用

案例 34-3

问题 1：D. T. ，一位 65 岁的高加索女性，接受活体肾移植，她与供者交叉配型阴性，术前的 cPRA 小于 10%。术中静脉注射一剂 30mg 阿仑单抗和一剂 500mg 甲泼尼龙。移植后，她将服用他克莫司，初始剂量为 0.05mg/kg（每日 2 次），在头 3 个月内目标谷浓度为 8~12ng/ml，同时服用 MMF 750mg（每日 2 次）。术后第 1 日甲泼尼龙静脉注射 250mg，术后第 2 日和第 3 日静脉注射 125mg，之后未使用维持剂量。D. T. 适合避免使用或停用糖皮质激素吗？

肾移植术后的另一个重要问题是短期和长期使用糖皮质激素的作用。大多数的移植术后治疗方案都会联合使用糖皮质激素，尽管有 30% 的移植中心只在手术后早期使用激素[2]。无论是避免使用还是停用糖皮质激素的理念，都是很有吸引力的，因为糖皮质激素可导致严重的不良反应，诸如糖尿病、白内障、感染、高血压、高脂血症、骨质疏松、缺血性坏死，以及精神、神经系统及颜面部的不良反应。但是，停用或避免使用糖皮质激素，有增加急性排斥反应的风险，危及长期的移植物功能，并需要更高剂量的其他免疫抑制剂。糖皮质激素的避免使用，被定义为没有使用糖皮质激素或仅在移植后的前几日使用过糖皮质激素。短期研究表明，对于低危受者，在不包含糖皮质激素的维持治疗方案中，对移植物的短期存活率没有不利影响，不需要更高剂量的其他免疫抑制剂。这些治疗方案的药物包括诱导药物如阿仑单抗、巴利昔单抗或兔抗胸腺细胞球蛋白，以及他克莫司和环孢素、麦考酚酯或西罗莫司、依维莫司[39]。

糖皮质激素的停用，是指移植后完全停止使用泼尼松。在环孢素（Sandimmun）和硫唑嘌呤为基础方案的时代，停用糖皮质激素会导致很高比例急性排斥反应、移植物丢失的发生。随着新药的出现，糖皮质激素不使用或尽早停用

越来越被学者关注。至少 50% 的肾移植受者成功糖停用皮质激素，从而降低了血压和血脂水平。一些方案是在移植后的最初几日内停用糖皮质激素，而另一些方案是在移植后 3~6 个月或更长时间内停用。成功的移植不仅取决于免疫抑制剂的使用，还包括对不同的人群（排斥高风险和低风险）实施的停药时间。大多数成功的移植是那些接受抗体诱导的低风险受者，例如使用兔抗胸腺细胞球蛋白联合他克莫司和麦考酚酯以及短期糖皮质激素（≤1 周）。非洲裔美国人、儿童受者、再次移植受者、高度致敏受者、具有较高血清肌酐的受者（>2.5mg/dl），和那些近期出现排斥反应的受者更难停用糖皮质激素。移植后早期（<3 个月）尤其如此。在这些情况下停用糖皮质激素会有较高的排斥反应发生率。对于此类患者，移植后更长的时间后可以尝试，但在不良反应方面的获益可能不大。此外，并非所有研究均显示糖皮质激素停用和继续使用在不良反应方面存在显著差异。这种方案对长期预后的作用也有限。糖皮质激素避免使用或停用方案适用于低风险人群。首次移植、活体移植、配型良好的移植、高龄以及移植物功能稳定、没有发生排斥反应，是停用糖皮质激素可能获益的因素[39]。

由于 D. T. 首次移植、活体供肾、低 PRA、高龄和种族因素，其免疫活性低，被认为是低风险受者。因此，这种情况下糖皮质激素回避方案是合适的。与其他移植受者一样，必须密切监测她的排斥反应和不良反应。

环孢素

案例 34-4

问题 1：B. B. 是一位 27 岁，体重 55kg 的非洲裔美国人，他接受了尸体肾移植。在移植后 12 小时内，他的免疫抑制方案包括改良的环孢素（Sandimmun Neoral）300mg 口服（每日 2 次），MMF 1.5g 口服（每日 2 次）以及泼尼松。同时他还使用了一些其他药物来治疗高血压和预防感染。使用环孢素时应考虑哪些药代动力学参数和不良反应？

环孢素的药代动力学参数表现出显著的个体内和个体间差异。已知的有许多因素会影响它的药代动力学作用，包括年龄、种族、移植方式、潜在的疾病、距移植的时间、胃肠道运动及代谢、肝胆功能、代谢、体重、胆固醇、白蛋白、红细胞计数，以及药物的相互作用和剂型[40]。例如，儿童、非洲裔美国人及囊性纤维化的受者环孢素的吸收可能会减少，清除率增加。肥胖或肝功能受损的受者药物的清除率下降。环孢素口服吸收慢，不完全和高度变异性，是影响环孢素口服吸收的主要原因。吸收情况有赖于移植方式、距移植的时间、供给的食物及其成分、肠功能（如腹泻、肠梗阻）、小肠长度和有无胆汁引流。生物利用度从小于 5% 至 90% 不等[41]。对于大多数移植受者，环孢素的吸收会随时间逐渐增加。

因为最初的环孢素（Sandimmun）吸收性差且不稳定，所以在移植后的数日内采取静脉给药的方式，尤其是在肝移植术后。环孢素可以连续静脉输注[2~3mg/(kg·d)]，也

可以分为两等份隔 2~6 小时间断给药[2.5mg/(kg·d)]。现如今 Sandimmun 很少在临床上使用了。

Neoral 和 Sandimmun 不等效,因此不能互换。与 Sandimmun 相比,Neoral 的最大血药浓度(C_{max})更高,达到 C_{max} 所需时间(T_{max})更短,浓度-时间曲线下面积(AUC)更大。它在个体间和个体内的药代动力学变化更小,并且单剂量和最低浓度以及 AUC 之间的相关性更强。Neoral 的生物利用度大约比 Sandimmun 高 20%。现在其他几种胶囊和液体制剂都可获得。

环孢素广泛分布在红细胞中,而在血浆中则与脂蛋白高度结合。它在肠道和肝脏中由细胞色素 P-450 3A4 酶代谢,通过 P-糖蛋白(Pgp)来转运。其平均半衰期为 15~20 小时。环孢素是一种 CYP3A4 和 Pgp 抑制剂,因此它可以与其他药物相互作用[41]。

环孢素可引起许多不良反应,其中肾毒性是最常见的和令人担忧的。其他主要不良反应包括高血压、高脂血症、震颤、头痛、癫痫发作、感觉异常、低镁血症、低钾血症或高钾血症、高尿酸血症、高血糖、痛风、牙龈增生、多毛症、溶血性尿毒症性综合征以及肝毒性。如果发生这些情况,一般会减少剂量,但有时需要停用环孢素[42]。

对环孢素血药浓度进行监测,以防止毒性、优化疗效及评估受者对治疗方案的依从性。大多数机构是监测环孢素浓度的。在术后早期,环孢素浓度应每日测量,这个浓度可能不是稳态血药浓度,且每隔几日都要对用药剂量做相应的调整。目标是移植后 2 个月期间全血检测的环孢素血药谷浓度为 150~300ng/ml。移植后 1~6 个月,环孢素谷浓度目标降至 150~250ng/ml。6 个月后,环孢素谷浓度进一步降低至 50~150ng/ml。这个药物浓度范围因机构不同而不同,也取决于移植的类型、移植后的时间及使用的其他药物。随着移植后时间的推移,需要的免疫抑制剂减少及药代动力学改变,浓度范围也将降低。一些程序可以通过监测 C_2 水平,在给药后 2 小时获得或确定 AUC。然而,这样更麻烦。有多种用来测量环孢素浓度的检测方法,大多数机构使用的是移植医生最熟悉的方法[43]。

在所有情况下,药代动力学数据和药物浓度水平必须结合患者的临床情况进行解释。此外,监测多次药物浓度时,必须保证患者的依从性。因为存在多种可变因素,比如给药方法、取样时间、技术和检测方法等,单次药物浓度会引起误导。

B.B. 开始时服用 Neoral 10mg/(kg·d),分两次给药。因为他是非洲裔美国人,他可能需要服用更大的剂量,因为这个群体中环孢素肠道代谢较快。需要密切监测它的谷浓度,并在必要时调整剂量。B.B. 出院后就不需要频繁监测环孢素浓度,最终只需每 1~2 个月监测 1 次。此外,应密切关注他的排斥反应和药物毒性的症状。

> 案例 34-4,问题 2:B.B. 对霉酚酸制剂(吗替麦考酚酯和麦考酚钠)产生胃肠道不耐受,出现恶心、呕吐、腹泻,不能再次服用,决定使用 mTOR 抑制剂(西罗莫司或依维莫司)替代。该药重要的药代动力学特征是什么,其适当的治疗方案和监测参数是什么?

mTOR 抑制剂

西罗莫司和最新的依维莫司可用作其他免疫抑制剂的替代品。西罗莫司的使用经验和文献报道更为丰富[16]。西罗莫司可直接用于移植术后,虽然伤口愈合不良及淋巴囊肿的发生限制了其早期使用。在肝移植中,移植后早期是禁止使用的,因为有形成肝动脉血栓的可能。西罗莫司可以之后添加,如同许多中心的实践那样,用于替代或最小化环孢素、他克莫司、糖皮质激素及霉酚酸酯剂量。此外,西罗莫司可用作易患恶性肿瘤受者的免疫抑制药物的替代[44]。早期的经验主张初始负荷剂量,然后每日 1 次的维持剂量;然而,由于其不良反应,并不是所有的中心都使用负荷剂量。开始的维持剂量为 2~5mg。负荷剂量一般为 6mg,每日 2mg 的维持量。对高风险受者,如非州裔美国人,推荐 15mg 的负荷剂量和每日 5mg 的维持剂量,并联合使用环孢素。其他中心都采用 10~15mg 的负荷剂量,后面第 1 周改为每日 5~10mg,目标谷浓度为第 1 个月 10~15ng/ml,联合他克莫司后为 5~10ng/ml。通常在早晨给予环孢素 4 小时后,给予西罗莫司。如果在同一时间服用环孢素,西罗莫司浓度平均高 40%[45]。

与其他免疫抑制剂类似,西罗莫司伴有一些不良反应,包括伤口愈合缓慢、淋巴水肿、口腔溃疡、高胆固醇血症、高甘油三酯血症、腹泻、关节痛、鼻出血、皮疹、痤疮、白细胞减少、血小板减少、恶心和呕吐、淋巴囊肿、低钾血症、贫血、高血压、肺炎、生殖内分泌失调和感染。剂量相关的高甘油三酯血症和高胆固醇血症发生在治疗的最初几周,需要应用降脂药物进行充分的干预,通过减药可能会使不良反应减轻。白细胞减少和血小板减少也与剂量有关。西罗莫司与肾移植后蛋白尿的发生发展相关,确切的机制尚不清楚,但许多移植中心现在对接受西罗莫司治疗的受者给予常规监测蛋白尿,避免对已有蛋白尿的受者使用。不幸的是,不良反应通常是许多受者停用该药的原因[46]。

血浓度监测在西罗莫司的使用中发挥重要的作用。西罗莫司的谷浓度与 AUC 有良好的相关性。因为与 CNI 相比,它有一个较长的半衰期,其浓度不必频繁监测,只在调整剂量后 5~7 日进行。目标谷浓度通常为 5~15ng/ml;然而,这还要用更多的经验来证实。早期的研究浓度超过 15ng/ml,尤其是未使用 CNI 时,这与更强的免疫抑制和不良事件相关。由于西罗莫司与 CNI 具有协同作用,所以这些药物一起使用时,CNI 的目标浓度需相应降低。他克莫司的目标谷浓度是 5~10ng/ml,当西罗莫司与环孢素联用时后者目标谷浓度是 75~100ng/ml,部分患者可能更低[46]。

B.B. 西罗莫司的起始剂量为每日 2~5mg。血药谷浓度应在开始用药后 5~7 日监测。如果浓度超过 100ng/ml,B.B. 的环孢素用量应减少。监测指标应包括空腹血脂、血常规、生化、电解质。如果使用依维莫司,则起始方案为 0.5mg 每日 2 次。依维莫司血药浓度应在开始给药后 3~4 日监测。目标谷浓度为 3~8μg/ml。监测指标与西罗莫司相似。

移植后代谢和心血管并发症

案例 34-5

问题 1：J. F. 是一位 28 岁的非洲裔美国人，8 周前接受肾移植，继发局灶节段性肾小球硬化。他的病史提示和高血压及肾病综合征有密切关系。移植前口用赖诺普利 20mg，每日 1 次，氨氯地平 10mg，每日 1 次。移植后继续口用氨氯地平 10mg，每日 1 次，开始口用他克莫司 8mg，每日 2 次，MMF 1g，每日 2 次。他还口用泼尼松 10mg，每日 2 次，并将在接下来的 6 个星期内逐渐减少至到 5mg，每日 1 次。他克莫司血药谷浓度波动于 10ng/L 和 14ng/L 之间。在接下来的 12 周内，J. F. 将继续服用他克莫司，以达到血药浓度 8ng/L 和 12ng/L 之间。J. F. 目前体重 95kg，高 182.9cm。他的体重指数（BMI）为 28.5kg/m²。移植术后，他需要一个在一定剂量范围内的规律胰岛素用药方案，以维持适当的血糖水平，并且出院后继续使用赖脯胰岛素和甘精胰岛素联合的治疗方案。在过去的 2 个星期，他的血压波动于 145～155/90～95mmHg。空腹血脂为总胆固醇，261mg/dl；LDL，161mg/dl；HDL，40mg/dl；甘油三酯，200mg/dl。

为什么 J. F. 会在控制血糖、血压、血脂水平和移植后预防骨折方面存在问题？

移植后糖尿病（post-transplantation diabetes mellitus，PTDM）也被称为移植后新发糖尿病（new onset diabetes after transplant，NODAT），是移植受者出现的另一个常见问题。糖尿病对移植受者的发病率和死亡率有明显的影响。它通常是肾移植受者预先存在的疾病，也是引起终末期肾病的原因之一。在肝移植等其他器官移植，糖尿病也很常见，既可能是一个预先存在的疾病，也可能是移植术后并发症。在不同的研究中，PTDM 的定义也不尽相同。它取决于症状、血糖、糖化血红蛋白水平及口服葡萄糖耐量测定结果，或者移植后是否需要注射胰岛素或口服降糖药。报道中，发生率在 3%～40% 以上，大多数情况下 PTDM 发生在移植后的第 1 年。危险因素除了移植前糖尿病，还包括高龄、家族史、CMV 感染、HLA 表型、种族（非裔美国人和西班牙裔）、较高的 BMI 以及肝移植人群中的丙型肝炎病毒感染。在 PTDM 的发展过程中，免疫抑制方案是一个最关键的因素。环孢素、他克莫司、泼尼松都可导致 PTDM。CNI 似乎对胰腺 β 细胞有直接的毒性作用，从而降低胰岛素的合成和分泌；这种作用可能与剂量相关，通常是可逆的。虽然仍有争议，但文献表明，他克莫司比环孢素更容易引起 PTDM。此外，对某些 PTDM 受者来说，将他克莫司转换为环孢素是有益的。泼尼松通过对降低 β 细胞对葡萄糖的敏感性以及在多个组织中释放胰岛素并产生胰岛素抵抗而成为 PTDM 罪魁祸首。西罗莫司也与 PTDM 的进展有关，尽管其作用和机制尚不清楚。其他危险因素，如 CNI 药物浓度、糖皮质激素的剂量、移植类型以及移植后的时间推移也必须加以考虑[47]。如同普通的糖尿病患者，需要采取一种

类似的强化方法控制血糖。此外，其他情况（例如，高血压和高脂血症）也应积极控制，以减轻对心血管和肾脏的损害。在不损害移植物功能的前体下，尽量减少或停用可导致糖尿病的免疫抑制药物，或使用不导致糖尿病的替代药物（如麦考酚酯）是有益处的。移植后糖尿病管理的一个重要方面是认识到这一人群与非移植患者在药物管理方面的差异性。通常移植后即刻开始，由于器官功能的快速变化和糖皮质激素的急剧递减，受者的降糖药物可能需要频繁调整。在移植后的前几周，由于临床医生的用药经验，多种胰岛素产品的可选择性，以及调整剂量的容易性，使得胰岛素成为最主要的可选药物。一旦患者的免疫抑制方案达到稳定，他们的器官功能也运行良好时，可以改为口服降糖药。二甲双胍、格列酮类、列汀类和磺脲类药物已用于肾脏移植，但口服药物的使用通常由取决于受者的肾功能，其他因素还包括体重增加和肝功能[48]。

J. F. 在移植术前没有糖尿病，但现在需要注射胰岛素进行治疗。根据一些临床医生的诊断被定义为 PTDM。在免疫抑制方案逐渐降低至较低水平时，观察 J. F. 是否仍需要胰岛素，其他因素则根据情况而定。无论如何，因为 J. F. 是非洲裔美国人，他被认为是发展 PTDM 的高风险人群。在这一点上，J. F. 的糖尿病应继续使用胰岛素治疗控制。一旦 J. F. 的免疫抑制方案达到稳定状态，如果需要，他可以切换到口服降糖药。应该建议 J. F. 控制饮食及增加锻炼来控制他的血糖水平。其他可能有助于 J. F. 防止长期糖尿病的药物干预措施包括，将他克莫司替换为环孢素、减少或停用泼尼松。必须权衡改变免疫抑制方案的风险和益处。例如，将他克莫司替换为环孢素，减少或停用泼尼松，可能降低血糖水平，防止 PTDM，但也会显著增加 J. F. 发生急性排斥反应的风险。

移植后高血压

案例 34-5，问题 2：针对 J. F. 的高血压可以选择什么药物？

心血管疾病在终末期肾病（end stage renal disease，ESRD）患者和肾移植术后是很常见的。术前 ESRD 的患者可患有冠心病、左室肥厚和心力衰竭，以及心律失常和心脏瓣膜病。移植后的心血管疾病与移植物失功和受者生存率降低相关。在那些接受移植的受者中，有 40% 死于心血管事件。一些免疫抑制剂，包括环孢素、他克莫司和糖皮质激素，促进高血压病的发生发展。研究表明，与他克莫司相比，服用环孢素的受者血压更高，夜间收缩压较高，更难以控制[49]。适当的血压控制目标，类似于一般人群，即没有蛋白尿的患者血压低于 140/90mm Hg（见本例）。非药物治疗也应实施；但在移植后药物治疗是关键，需要联合应用多种降压药物。

移植受者的用药，与普通人群的用药相同。在移植受者中，必须考虑药物相互作用的特点和合并症。例如，与地尔硫草或维拉帕米相比，非二氢吡啶类钙拮抗剂（CCB），如氨氯地平与 CNI 相互作用更少。CCB 还可以改善因 CNI 产生的血管收缩作用。在许多方案中，CCB 被认为是一线治

疗药物。β-受体阻滞剂如美托洛尔也常在移植受者中使用。许多移植受者有冠状动脉疾病或存在冠状动脉疾病的风险,在这些情况下,这些药物是有效的。血管紧张素转换酶抑制剂(ACEI)和血管紧张素受体阻滞剂(ARB)可用于左心室肥厚的移植受者。历史上这些药物是避免使用的,因为担心它们会引起肾功能损害。然而,对于合并糖尿病、蛋白尿和慢性充血性心力衰竭的受者,这些药物对心血管和肾脏具有显著的益处。这些药物在移植受者的使用有所增加,并在移植后短期至数月内使移植肾功能更加稳定。当然应用 ACEI 或 ARB 时,应密切监测血清肌酐及血钾水平。已证实在液体入量过多的受者中,利尿剂是有用的。对于难治性受者,可能需要给予可乐定、肼屈嗪和米诺地尔等。对于 J. F.,因为他已经服用氨氯地平,此时加用第二种药物如赖诺普利或美托洛尔将更加合适,同时密切监测和随访。

移植后高脂血症

案例 34-5,问题 3:针对 J. F. 的高脂血症,什么样的降脂治疗是合适的?

高脂血症是移植受者必须解决的另一个心血管问题。如同高血压那样,高脂血症在移植前和移植后都是相当普遍的。高脂血症与心血管并发症的发生率、减少移植受者和移植物的存活期有关。免疫抑制剂包括环孢素、他克莫司、糖皮质激素、西罗莫司和依维莫司,能使总胆固醇、低密度脂蛋白和甘油三酯升高,同时降低低密度脂蛋白(LDL-C)。降脂治疗的目标是 LDL-C 小于 100mg/dl。治疗是包括控制日常饮食,但作用似乎比较微小,因此通常需要药物治疗。在普通人群中使用的药物,也可以在移植受者中有效降脂。选择高脂血症的治疗方案时考虑因素包括降血脂药物与免疫抑制剂的相互作用以及不良反应。他汀类药物被认为是一线治疗药物,并有大量的证据支持它们的使用。环孢素能增加辛伐他汀和瑞舒伐他汀的血药浓度从而增加不良反应的发生,因此合用时应降低它们的用量。阿托伐他汀和普伐他汀经常被使用,在这类人群中似乎安全有效。贝特类药物、依折麦布、胆汁酸结合剂和烟酸是二线药物[49]。对 J. F. 来说,阿托伐他汀是一种合适的选择。

移植后骨质疏松症

案例 34-5,问题 4:是否需要关注骨质疏松症和骨折,这位患者的治疗方法是什么?

骨质快速流失导致的骨量减少和骨质疏松症是另一种常见的移植后并发症。骨质疏松症可以使骨脆性增加,最终引起骨折。研究显示骨质疏松症发生率为 11%~56%,骨折发生率为 5%~44%,并且随移植时间延长而逐渐增加。移植受者发生骨质疏松症的危险因素类似于正常人群。肾移植的其他危险因素包括移植前血液透析的时间、维生素 D 缺乏、移植前 PTH 和 FGF-23 水平、糖尿病、使用糖皮质激素的剂量。ESRD 患者通常有一些肾性骨营养不良的表现,包括甲状旁腺功能亢进、骨软化、骨硬化或再生障碍性骨病。许多肾移植受者已经接触过可能影响骨骼和矿物质代谢的药物,例如糖皮质激素和/或袢利尿剂。

用于防止器官排斥的药物易诱发受者发生骨质疏松症,特别是糖皮质激素类药物。发生骨质流失最显著的时间是移植后的前 3~6 个月,当高剂量的糖皮质激素逐渐减少至相当于每日 7.5~10mg 的泼尼松剂量。因此,无糖皮质激素或快速撤退糖皮质激素的免疫抑制方案被用于预防移植后骨病。大多数研究表明 CNI 对骨骼有轻微影响。其他目前使用的药物几乎没有影响。大多数建议是基于美国风湿病学会关于预防和治疗糖皮质激素诱导的骨质疏松症的指南。这些建议的重点是为接受持续糖皮质激素治疗的患者提供钙和维生素 D(根据肾脏和肝脏功能调整剂量)。受者经过双能 X 线骨密度仪(dual-energy X-ray absorptiometry,DXA)扫描诊断为骨质减少或者骨质疏松,建议钙和维生素 D 类似物与双磷酸盐或降钙素或特立帕肽联合使用[50,51]。

临床试验证明,双磷酸盐和维生素 D 或活化维生素 D 类似物在减少或稳定骨质流失方面有效,但在骨折率、骨痛或因骨病导致的行动不便方面的没有显著改善。

虽然 J. F. 年轻,可能不会患严重的骨病,但仍然需要行 DXA 骨扫描,并且需要计算 FRAX 评分。在开始任何治疗之前,应评估磷酸盐、钙和甲状旁腺素水平、25OH 维生素 D 水平和 eGFR。由于他正在接受糖皮质激素治疗,除非有禁忌证,可以给他服用钙和维生素 D。基于对 J. F. DXA 扫描的结果,他可能需要接受二磷酸盐或活化的维生素 D 类似物(如骨化三醇)治疗,并可尽能的补钙。在 1~2 年后复查 DXA 扫描。应仔细指导 J. F 如何正确服药,监测不良反应。

BK 多瘤病毒感染

案例 34-6

问题 1:K. T. 是一位 45 岁的白人男性,移植术后 16 个月。移植后发生两种类型排斥反应,使病情复杂。第一种排斥反应较为严重,需要兔抗胸腺细胞球蛋白治疗;第二种是发生于数周后的轻度排斥反应,用了 3 次甲泼尼龙 500mg 冲击治疗。他目前的免疫抑制剂方案为:口服他克莫司 8mg(每日 2 次),MMF 1g(每日 2 次),泼尼松每日 10mg。此外,他还服用氨氯地平每日 10mg,贝那普利每日 10mg,普伐他汀 40mg 睡前服用,及钙与维生素 D 500mg(每日 2 次)。今日,他在移植门诊进行常规随访。他没有抱怨,说他感觉"很好",虽然在过去几周他已发现有血尿。正因为如此,除了常规的实验室检查之外,还要进行一次尿检。结果如下:

钠:145mEq/L

钾:4.2mEq/L

氯:104mEq/L

碳酸氢根:26mEq/L

血尿素氮:32mg/dl

血肌酐:2.7mg/dl

钙:10.1mEq/L

磷:4.5mg/dl

血糖:110mg/dl

淀粉酶:50U/L

脂肪酶:32U/L

白细胞计数:7.7 个/μl

血红蛋白:10.4g/dl

红细胞比容:31%

他克莫司血药谷浓度:9ng/ml

尿液颜色:黄

尿比重:1.013

pH:7.0

尿蛋白:100mg/dl

尿糖:阴性

酮体:阴性

胆红素:阴性

尿隐血:中度

亚硝酸盐:阴性

白细胞:阴性

鳞状上皮细胞:3 个/高倍视野

细菌:阴性

尿检显示"诱饵"细胞(感染了 BK 多瘤病毒的泌尿道上皮细胞)和血浆 BK 病毒 PCR 均大于 10^4。由于血清肌酐的升高进行了肾活检。病理学家检查组织样本后,认为与 BK 病毒性肾炎一致。什么是 BK 病毒?诊断和临床表现如何?

BK 病毒是一种人类多瘤病毒,1971 首次分离发现。多瘤病毒是小的无包膜病毒,具有一个封闭的、环状的、双链 DNA 序列。关于 BK 病毒的传播或原发性感染,尚未有明确的认识。据认为,病毒血症在初次暴露过程中导致全身播散,随后潜伏感染。健康人的肾脏是 BK 病毒潜伏分布的部位。超过 50% 的人 3 岁时就有 BK 病毒抗体。移植后服用免疫抑制剂可导致病毒再激活,但其他因素,如器官缺血和其他病原体共同感染,可能有助于激活。BK 病毒的激活,不可避免的导致病毒尿症,或病毒脱落到尿液。约 10%~45% 的肾移植受者可发生无症状的病毒尿症[52]。

BK 病毒性肾炎,是通过仔细观察临床表现、实验室检查及病理结果确诊的。患者通常无症状,但有些患者可有血尿。临床表现上,BK 病毒性肾炎与急性排斥反应非常相似,血清肌酐升高,往往需要进行肾组织活检。组织病理学表现也类似于急性排斥反应,以单核细胞浸润为主。大量的浆细胞,明显肾小管上皮细胞凋亡,集合管破坏,但没有动脉内膜炎,是 BK 病毒性肾炎的病理特征,可与急性细胞排斥反应相区分。虽然 BK 病毒性肾炎在间质性肾炎中所占比例高达 5%(其中 30% 将会导致移植物失功),但仍不清楚肾移植受者肾活检结果无症状是否是预后的指标。可利用尿液中"诱饵"细胞(感染了 BK 多瘤病毒的泌尿道上皮细胞)和血液中 BK 病毒 PCR 检测进行筛查。血液或血浆 BK 病毒-PCR 检测的灵敏度和稳定性更好,且与肾功能

不全的相关性优于"诱饵"细胞(感染了 BK 多瘤病毒的泌尿道上皮细胞)。美国移植协会建议,只要发生不明原因的血清肌酐升高和预防治疗下发生急性排斥反应,所有肾脏移植受者均应筛查 BK 病毒,在移植后的前 3~6 个月每月连续检测 BK 病毒-PCR,然后每 3 个月检测 1 次,直到移植后第 1 年结束。如果 BK-PCR 始终>10 000 拷贝/ml,应减少免疫抑制剂量[53]。

多数多瘤相关性肾病发生在移植后头 3 个月内,尽管也有一些移植术后 2 年多才发生 BK 病毒性肾炎的报道。发生 BK 病毒性肾炎和移植物功能障碍或丢失的主要危险因素是免疫抑制的程度。此外,已经证明 BK 病毒性肾炎被误诊为急性排斥反应并给予抗淋巴细胞抗体治疗的受者,会加速移植物失功。K.T. 像许多 BK 病毒患者一样,血清肌酐升高却无临床症状。K.T. 最近接受了更高剂量的免疫抑制剂来治疗两次急性排斥反应,所以他发展为 BK 病毒性肾炎的风险更高。

治疗

案例 34-6,问题 2:K.T. 被告知停止服用 MMF,并减少他克莫司剂量至 4mg,口服,每日 2 次,目标血药谷浓度低于 6ng/ml。为什么 K.T. 的免疫抑制方案可以显著减少?

由于 BK 病毒再激活和 BK 病毒性肾炎与免疫抑制剂的使用程度密切相关,免疫抑制剂被认为是一线治疗最有效的方法。已被证实当 CNI 剂量减少和/或其他替代药物停用时,在一些受者中可出现有益的临床反应。然而并非所有受者都对这种方法产生反应。此外,减少免疫抑制会增加受者发生急性排斥反应的风险。减少免疫抑制剂后密切的临床随访对于确保充分的反应和保证受者不发生急性排斥反应是很重要的。像 K.T. 这种情况,肾功能的改善是可以预期的,正如所看到的,血清肌酸酐随时间的推移有所降低。此外,监测尿液和血清中的病毒载量,已被证明与临床疾病有关[54]。

案例 34-6,问题 3:在之后的两周,K.T. 的血肌酐仍没有变化,而且血清和尿液中的病毒载量也保持大致相同。针对 K.T. 的 BK 病毒性肾炎,还有没有其他的治疗方案可以选择?

抗病毒治疗

西多福韦,治疗 CMV 性视网膜炎的一种抗病毒药物,在体外实验中,它可阻止多瘤病毒的复制;然而,迄今为止没有任何临床试验证明这一药物可有效治疗或预防移植人群中的 BK 病毒性肾炎。在少数的病例报告和病例队列研究中,这种药物是有效的,但合适的剂量和给药间隔仍然不确定。大多数报道使用非常低的剂量(0.25~1.0mg/(kg·dose))以减少肾毒性。每周或每隔一周静脉给药,通常持续到肾功能不全的缓解及病毒载量的减少。

西多福韦可导致较高的肾毒性发病率,特别是高剂量

时;因此,患者通常在用药前及用药后接受 0.9%氯化钠静脉注射水化。如果使用该治疗方案,建议对患者进行密切的临床监测。因为目前使用西多福韦的剂量约为治疗 CMV 常规剂量(5mg/(kg·dose))的 5%～10%,不提倡在术前就使用丙磺舒来预防大剂量西多福韦导致的肾毒性。其他已尝试过的治疗方法有联用 IVIG 和来氟米特,替代停用的抗代谢药物如麦考酚酯。也有一些案例行二次移植后成功治愈[54]。

肝移植

适应证

案例 34-7

问题 1:E.P.,男性,58 岁,体重 78kg。继发于丙型肝炎病毒感染的慢性肝脏病史 18 年,意识模糊两日就诊于急诊,发烧高达 102.2°F,皮肤巩膜黄染,伴黄疸进行性加重。因为该患者具有严重的腹胀,进行腹腔穿刺,腹水引流 7L。诊断为自发性细菌性腹膜炎。

在接下来的几日,E.P. 的临床状况逐渐恶化,转移到重症监护病房进行密切的监测及进一步地支持治疗。E.P. 黄疸进行性加重,肝功能进一步恶化,意识逐渐消失,最终昏迷,紧急气管插管。重症监护病房治疗 3 日后,找到大小和 ABO 血型相匹配的合适供体肝脏,进行原位肝移植术(胆总管端端吻合)。E.P. CMV 血清学检查阴性,而供体肝脏是 CMV 阳性。

移植术后,给予 E.P. 0.45%生理盐水补液治疗。他克莫司,每日 2 次,2mg 口服。大剂量甲泼尼松龙快速减量:第 1 日 50mg 静脉注射,每 6 小时 1 次,共 4 次;第 2 日 40mg 静脉注射,每 6 小时 1 次,共 4 次;第 3 日 30mg 静脉注射,每 6 小时 1 次,共 4 次;第 4 日 20mg 静脉注射,每 6 小时 1 次,共 4 次;第 5 日 20mg 静脉注射,每 12 小时 1 次,共 2 次;之后每日 20mg 静脉注射,1 次。法莫替丁 20mg 静脉注射,每 12 小时 1 次。更昔洛韦 150mg 静脉注射,每日 1 次。从手术开始,哌拉西林/他唑巴坦 3.5g 静脉滴注,每 6 小时 1 次,持续 48 小时。限制所有的止痛药和镇静剂的使用。手术结束后保留 3 根腹腔引流管,1 根胃管,1 根导尿管,以及 1 根中心静脉导管。那么该患者接受肝移植的适应证是什么?

E.P. 被诊断为慢性丙型肝炎感染引起的终末期肝功能衰竭(伴有肝硬化)。每个移植中心肝移植的指征不尽相同,但在美国全国范围,丙型肝炎和酒精性肝炎分别位于肝移植适应证的第一位和第二位。然而,近年来,非酒精性脂肪性肝病(NASH)的发病率一直在增加,并有望成为未来 10 年内最常见的适应证。成人肝移植的适应证包括:胆汁淤积性肝病(例如,原发性胆汁性肝硬化和原发性硬化性胆管炎),肝细胞肝病(例如,慢性乙型或丙型病毒性肝炎,自身免疫性肝病,药物性肝病,隐源性肝硬化),血管疾病(例如,布-加综合征),肝恶性肿瘤,遗传性代谢紊乱,以及暴发性肝衰竭(例如,病毒性肝炎,Wilson 病,药物诱导的或

毒素引起的肝衰竭)。有争议的适应证包括酒精性疾病和某些类型的肝脏恶性肿瘤。适应证存在争议的原因是这些疾病的复发,如肝恶性肿瘤,或酗酒者再度饮酒[55,56]。

在过去的几年里,移植的禁忌证不断减少。目前肝脏移植的禁忌证主要包括肝癌腹腔转移,胆管癌,胆道系统外的活动性感染,继续酗酒的酒精性肝病患者,心理疾病,严重的神经系统疾病,以及进展性心肺疾病。活动性感染的患者在感染得到控制后可考虑进行移植[56]。HIV 感染者不被视为移植的绝对禁忌证[57]。

E.P. 没有超出移植的年龄限制(在一般情况下不超过 75 岁,但也常有例外);他有严重的进行性疾病,如果不接受肝移植就有死亡的危险。同时因为他没有合并任何上述列出的肝移植禁忌证,因此可以紧急行肝移植术。移植后预期 1 年存活率超过 85%;5 年存活率超过 70%[56]。

患者监护

案例 34-7,问题 2:如何对 E.P. 在手术后初期进行监护?

理想情况下,E.P 应在术后 12～24 小时内苏醒及保持清醒,在 1～2 日内从重症监护室转移至普通病房,在 5～10 日内出院回家。由于移植肝功能对受者的生存至关重要,因此需要密切的临床、实验室和影像学监测。同时 E.P. 3 根腹腔引流管的引流量也需要监测。血清尿素氮、肌酐、移植肝功能、钾、钠、镁、钙、磷酸盐和血糖应在术后第 1 日每 6 小时监测 1 次[58]。肝脏移植手术成功与否与出凝血也息息相关。因此,血小板、凝血酶原时间、纤维蛋白原和凝血因子 V 的水平也必须监测,如若缺乏应及时纠正[58]。

最初肝功能变化较大;在术后的第 1 日或第 2 日,由于供肝的缺血-再灌注损伤,肝功能指标可能会升高,也可能因为高容量的血液置换将初始浓度稀释而使肝功能指标降低。如果肝脏功能良好,那么移植肝功能、胆红素和凝血酶原时间都应该在术后几日内开始趋于正常。

镁、磷酸盐和钙的水平在移植术后早期会降低,应密切监测。因为大多数受者术后常常出现低蛋白血症,因此需经常监测血清钙离子浓度而不仅仅是总钙的含量。受者由于输血血液里有大量的柠檬酸,可与钙离子结合,降低血清钙浓度,最终导致低钙血症的发生。镁缺乏症在终末期肝病患者中比较常见,并且受移植术后早期他克莫司或利尿剂的影响而加重。为什么受者会出现低磷血症目前尚不完全清楚,一个可能的解释是大量的磷酸盐用来合成三磷酸腺苷。低钾血症或高钾血症的发生主要取决于肾功能和液体状态。电解质浓度也应密切监测,如果需要及时纠正(见第 27 章)。

高血糖,这是监测肝功能的一个良好指标,因为肝脏起到葡萄糖稳态(糖原异生和糖酵解)的作用,高血糖最初可能需要连续静脉注射胰岛素来控制,然后根据血糖周期性测量值转为皮下注射。与此相反,持续难治性低血糖预示肝脏功能较差。在此期间有时也会出现高血压,原因是多因素的,并可通过钙通道阻滞剂或 β 受体阻滞剂来控制。肾功能障碍和神经系统并发症也会时常发生[58]。包括药物在内引起的神经系统并发症表现为过度镇静,急性精神

病、抑郁、震颤、头痛、周围神经病变、皮质盲、感觉异常、麻痹和癫痫发作[59]。

肝移植术后第3日至3个月内常见的其他并发症包括呼吸窘迫、腹腔出血、胆漏和胆道狭窄、肝动脉栓塞和原发性移植物功能失功。由于感染也是术后早期的并发症，E.P. 应定期监测细菌、真菌和病毒的感染[58]。

他克莫司

药代动力学

案例34-7,问题3：肝脏移植术后7日，E.P. 的腹腔引流管、导尿管和中心静脉均已拔除。目前应用的药物：他克莫司每12小时1次，4mg 口服；泼尼松每日20mg口服；复方磺胺甲噁唑单剂量片，每日1片，口服；更昔洛韦每日450mg 口服。E.P. 目前的实验室检查结果如下：

> 血尿素氮：27mg/dl
> 血肌酐：0.9mg/dl
> 谷草转氨酶：170U/L
> 谷丙转氨酶：154U/L
> Γ-谷氨酰转肽酶：320U/L
> 总胆红素：3.4mg/dl
> 他克莫司：9.4ng/dl（高效液相光谱-质谱联用法监测全血）

在移植后使用他克莫司时，应考虑哪些重要的药代动力学因素？

他克莫司是一种高亲脂性化合物，口服后吸收迅速，约0.5至1小时血药浓度达到峰值。口服生物利用度较差，变化大，范围从4%~89%（平均25%）。蛋白结合率约99%，主要是与红细胞和α1-酸性糖蛋白结合。因此全血浓度明显高于血清浓度。他克莫司分布广泛，在肺、脾、心脏、肾脏、大脑、肌肉和肝脏等组织中有较高的浓度。他克莫司主要通过肝脏细胞色素 P-450 3A4/5 同工酶系代谢，并以几种无活性代谢产物从体内排出。不足1%的他克莫司经尿液排出，所以肾功能不全不会改变它的药代动力学。他克莫司的半衰期从5.5至16.6小时不等，平均8.7小时。不同程度的肝功能障碍，例如肝硬化和胆汁淤积性疾病，都会降低他克莫司的代谢和排泄。儿科患者他克莫司的药物清除率较高，半衰期缩短，与成人相比分布更加广泛[60]。非洲裔美国患者可能需要更高的剂量[0.2~0.4mg/（kg·d），口服]而非(0.1~0.2mg/（kg·d），口服]，如 E.P.[61]。

给药剂量

案例34-7,问题4：如何为 E.P. 调整他克莫司的剂量？

虽然他克莫司在移植术后可以通过中心或外周静脉连续给药，初始剂量0.025mg/（kg·d）~0.05mg/（kg·d），但这种给药方法会带来诸多的并发症：如头痛、恶心、呕吐、神经毒性和肾毒性，相比之下，通过鼻肠管给药或口服给药

更加安全。因此他克莫司尽快由初始的静脉给药转换成口服治疗（初始剂量成人 0.1~0.3mg/（kg·d），儿童 0.15~0.3mg/（kg·d），间隔12小时给药）[62]。

对于 E.P.，他克莫司的起始剂量约为 0.1mg/（kg·d）口服或通过鼻肠管给药，每12小时1次。他克莫司口服应空腹或与吃饭时间间隔开。由于条件的限制，大多数中心都临时配置口服溶液用于鼻胃管给药[61]。

治疗药物监测

案例34-7,问题5：E.P. 的他克莫司血药浓度通过高效液相光谱-质谱联用法测定。为什么监测他克莫司的浓度很重要？如何进行监测治疗？

由于个体间和个体内差异大，治疗指数窄，以及较多的潜在药物相互作用，因此需对所有接受他克莫司治疗的受者监测血药浓度。通过监测可预防药物毒性，优化疗效，评估受者的依从性。浓度和疗效、毒性之间存在一定的关系[62]。临床使用的主要监测参数是谷浓度，因为谷浓度与全身药物暴露量（AUC）密切相关。前3个月他克莫司的目标谷浓度范围是 5~12ng/ml，之后为 4~10ng/ml，不同的移植中心和肝移植适应证要求的浓度范围略有差异。大多数中心现在使用质谱法监测所有免疫抑制剂浓度。高效液相光谱-质谱联用法是一种不受代谢物干扰的更可靠的分析方法；能够做到只对药物原型成份进行定量检测[63]。

在所有情况下，药代动力学数据必须结合受者的临床表现进行解释。此外，还需考虑多个他克莫司浓度所呈现的变化趋势，而不是单一浓度点。

药物不良反应

案例34-7,问题6：与他克莫司相关的不良反应有哪些？E.P. 需要监测哪些临床指标？

肾毒性通常是限制他克莫司使用的副作用，在一些研究报道中，超过50%的受者发生肾毒性[64]。这种高发生率可能与在早期试验中使用的剂量高有关。幸运的是，减少使用剂量通常可以逆转急性肾毒性。由于20%的受者急性肾衰竭与术后第一周静脉输注他克莫司有关，因此极少数中心使用这种途径给药或采取快速转换为口服治疗方案。据估测，移植物功能不良的肝移植受者具有较低的他克莫司清除率，发生急性肾衰竭的风险更高[64]。在一项纳入529例受者的多中心研究中，比较了肝移植术后使用他克莫司和环孢素的疗效和肾毒性。两种药物都能使血肌酐上升，从而使肾小球滤过率降低[65]。因此应密切监测 E.P. 的肾功能。

主要的神经毒性反应（如精神错乱、癫痫、构音障碍、持续性昏迷）发生在大约10%的受者中。大约20%~60%的受者有轻微的神经毒性，包括震颤、头痛和睡眠障碍[65]。高血压（40%）是另一种使用他克莫司比较常见的不良反应。与环孢素相比，大多使用他克莫司的受者能够减少或停止降压药的使用。其他不良反应包括腹泻、恶心、呕吐、厌食、低镁血症、高钾血症、溶血性尿毒症综合征、脱发、易

感染、恶性肿瘤和高血糖。据报道,他克莫司发生高血糖的几率远超过环孢素。这些不良反应主要发生在大剂量使用他克莫司、糖皮质激素的受者以及非裔美国人。随着他克莫司和糖皮质激素使用剂量的减少,高血糖可逆转或降低其严重程度。多毛症和牙龈增生主要与环孢素有关,不多见于他克莫司。

他克莫司仿制药

2009 年 8 月,FDA 批准了第一个他克莫司仿制药。从那时起,市面上有多达五种仿制药。关于他克莫司仿制药的生物学和临床等效性一直存在争议,研究为争论的双方均提供了证据。然而,最近在器官移植受者中完成的多中心交叉研究已经证明了生物等效性。尽管临床医生仍然警告不要频繁更换生产商,大多数移植中心已经常规使用他克莫司仿制药[66]。

他克莫司缓释片

有两种新产品,即每日 1 次的他克莫司缓释制剂,最近已被批准在美国使用(Astragraf XL 和 Envarsus XR)。研究表明,当使用 Astragraf XL 时,按 1∶1 转化服用后的峰浓度较低,但是 24 小时生物利用度相似。随机临床试验显示他克莫司缓释片和普通释放制剂之间的急性排斥反应发生率、移植物丢失和死亡率相似;然而,特别是在女性肝移植受者中,缓释组的死亡率明显较高,这导致 FDA 在 Astragraf XL 的标签上添加了警示。一些小型随访研究证明每日 1 次服药可以改善受者的依从性,尽管这在临床医生中的有争议。速释他克莫司与 Envarsus XR 的转换率为 1∶0.8,这意味着当使用 Envarsus XR 药物时,应给予每日速释他克莫司 80% 的等效转换剂量[67,68]。

排斥反应

> 案例 34-7,问题 7:E. P. 出院后与他的兄弟住在一起,并且每周化验 3 次。以下是 2 周后的实验室化验结果:
>
> 谷草转氨酶:36U/L
> 谷丙转氨酶:52U/L
> γ 谷氨酰转肽酶:65U/L
> 总/直接胆红素:1.0/0.3mg/dl
> 下一周后:
> 谷草转氨酶:158U/L
> 谷丙转氨酶:322U/L
> γ 谷氨酰转肽酶:321U/L
> 总/直接胆红素:3.6/3.2mg/dl

E. P. 再次入院移植中心,因为他的肝功能值上升,意味着急性肝功能不全,经皮肝穿活检以确定原因。入院时,主述嗜睡、严重头痛、轻度颤抖和移植区疼痛。E. P. 还自诉厌食 2~3 日。病理证实中度排斥反应,给予静脉注射甲泼尼龙 500mg,随后迅速递减剂量:50mg 每 6 小时 1 次;40mg 每 6 小时 1 次;30mg 每 6 小时 1 次;20mg 每 6 小时 1 次;20mg 每 12 小时 1 次;然后改为口服泼尼松。3 日治疗后,E. P. 肝酶值没有得到改善,

并给予兔抗胸腺细胞球蛋白治疗。经过 10 日的抗胸腺细胞球蛋白 1.5mg/(kg·d) 治疗,实验室值如下所示:

> 谷草转氨酶:35U/L
> 谷丙转氨酶:108U/L
> γ 谷氨酰转肽酶:169U/L
> 总/直接胆红素:1.0/0.6mg/dl
> 他克莫司给药后 12 小时谷浓度是 15.2ng/ml。

E. P. 出院,遵循医嘱:他克莫司 5mg,口服,每日 2 次;泼尼松 20mg,口服,每日 1 次;可乐定 0.3mg,口服,每日 2 次;非洛地平 10mg,口服,每日 1 次;呋塞米 20mg,口服,每日 1 次;复方磺胺甲噁唑周一、周三和周五每日 1 片;缬更昔洛韦 450mg,口服,每日 1 次。该患者肝排斥反应的主观和客观证据是什么?

肝移植很少发生超急性排斥反应,当发生时,需给予支持治疗并再次行肝移植[69]。与其他器官不同,当跨血型(ABO 血型不相容)或 HLA 抗原致敏的情况下移植时,虽然肝功能可能正常,但是生存率降低[70]。

急性肝排斥反应

虽然急性肝排斥反应可以发生在移植术后的任何时间,但通常发生在移植术后 3~6 个月,约 20%~50% 的受者接受环孢素或他克莫司联合泼尼松治疗[68]。数据表明接受他克莫司,麦考酚酯和泼尼松治疗的受者排斥反应发生率较低[71]。迟发性急性排斥反应通常是由于依从性差,服药剂量减少或免疫抑制中断所致。这些排斥反应,虽然比较常见,但很少造成移植物失功。

E. P. 提出了一些排斥反应的主诉。通常受者感觉不佳,厌食、腹部不适、头痛。其他症状如低烧、背痛或呼吸窘迫可能很少发生。随着使用更有效的免疫抑制剂,急性排斥反应并不总是具有症状,因此不能依赖排斥反应的早期征兆。E. P. 排斥反应的客观证据包括转氨酶及胆红素的突然升高和肝活检显示"中度排斥"。这些发现明确了排斥反应的诊断。急性排斥反应与移植物单核细胞浸润、水肿和实质坏死有关。排斥反应应该根据肝穿刺组织活检诊断。通常排斥反应损害胆管、静脉和动脉,称为门脉三体炎[72]。

慢性肝排斥反应

慢性肝脏排异也称为胆道排异,见于不到 5% 的移植受体,通常在移植后数月到数年发生。慢性肝排斥反应的特征包括闭塞性动脉病变、肝内小胆管的破坏(通常称作胆管消失综合征)、胆汁淤积、门脉窦内泡沫样巨噬细胞积聚、纤维化,从而导致肝硬化[72]。慢性排斥反应几乎不可逆,不受增加免疫抑制剂治疗的影响。再次移植被认为是唯一可行的选择。一些早期胆道排斥的受者对环孢素治疗无效对他克莫司有反应[73]。

排斥反应的治疗

> 案例 34-7,问题 8:对 E. P. 移植肝排斥反应的治疗合适吗?

E. P. 被给予他克莫司联合泼尼松的免疫抑制剂维持治疗。他克莫司联合泼尼松的二联或三联疗法通常用作慢性免疫抑制治疗。虽然 E. P. 的他克莫司浓度正常，由于临床证据支持移植物排斥反应的诊断，仍需大剂量甲泼尼龙静脉注射治疗。这种治疗是合理的，因为高剂量糖皮质激素可逆转绝大多数急性排斥反应[69]。在进行进一步治疗前，确定 E. P. 对初始剂量糖皮质激素的反应及通过活检检查排斥反应的严重程度的决定是恰当的。E. P. 发生了移植肝中度排斥反应，因为其对糖皮质激素治疗无充分反应，随后开始使用兔抗胸腺细胞球蛋白治疗是合理的。

成人肝移植排斥反应的治疗通常静脉给予每日200mg~1 000mg 甲泼尼龙，随后迅速递减剂量，类似于E. P. 。当受者对重复使用糖皮质激素治疗无效时，可以尝试其他方案。E. P. 开始使用兔抗胸腺细胞球蛋白治疗；其他选择包括使用阿仑单抗。如果对高剂量糖皮质激素或一线治疗严重排斥反应的药物无反应时，大多数中心把兔抗胸腺细胞球蛋白作为二线用药。常规剂量是 1.5mg/(kg·d)输注 4~6 个小时，持续 7~14 日。对于约 70%~80% 的糖皮质激素抵抗的肝移植受者给予兔抗胸腺细胞球蛋白治疗排斥反应是有效的。其他免疫抑制方案的调整包括增加麦考酚酯或 mTOR 抑制剂的剂量[69]。

吗替麦考酚酯

案例 34-7, 问题 9：发生排斥反应后, E. P. 开始使用麦考酚酯。描述 MMF 的药代动力学特征及不良反应。这些特征将如何影响 MMF 的使用剂量和血药浓度监测？

在绝大多数移植中心，MMF 已取代硫唑嘌呤，作为与抗体、CNI 和泼尼松联合使用的抗增殖剂。对于 E. P. ，移植术后并没有立即开始使用 MMF，因为他有丙肝感染史，移植后可能复发，尤其是免疫抑制过强。因此根据他的情况，初始免疫抑制最小化，尽量减少严重丙型肝炎复发的机会。

药代动力学

吗替麦考酚酯是活性成分 MPA 的前体药物。吗替麦考酚酯吸收良好（生物利用度 94%），吸收后迅速水解为MPA。1~3 小时达 MPA 的峰浓度，经肝、肾葡萄糖醛酸化转为失活的 MPAG，由肾脏清除，但主要经胆汁排泄。一旦MPAG 排泄到胆汁，可能会在胃肠道进行肠肝循环（重新吸收进入体循环），重新形成 MPA。由于这种循环，第二个高峰发生在给药后的 6~12 小时。MPA 消除半衰期平均为17 小时；分布容积为 4L/kg，与白蛋白高度结合（98%）。蛋白结合与白蛋白有关，游离 MPA 浓度与免疫抑制作用有关。肾功能损害、肝功能不全和移植受者 MPAG 浓度升高可以降低蛋白结合。这可能与这些患者中低白蛋白浓度有关[12]。

不良反应

MMF 最常见的不良反应包括胃肠道（厌食、恶心、呕吐和腹泻、胃炎）、血液系统（白细胞减少症、血小板减少、贫血）和感染。胃肠道副作用较为常见，在高剂量下更易

发生。有胃肠道不适的受者可以在不使用其他药物的情况下，采取更频繁地、更小剂量地，在耐受情况下降低剂量向上滴定的方法给药[74]。如果白细胞计数少于 3 000/μl或中性粒细胞绝对值小于 1 300/μl，MMF 剂量应减少或停药。

给药剂量

通常 MMF 成人初始剂量是 1~1.5g，每日口服 2 次。对于高危受者一些人主张使用高剂量（例如，接受另一个移植手术，高 PRA，非洲裔美国人）。肾小球滤过率小于25ml/min，推荐方案是 1g 每日口服 2 次。儿童，推荐剂量为 300~600mg/m² 或 23mg/(kg·d) 每日口服 2 次。由于药物相互作用，相比他克莫司（0.75~1g），与环孢素（1~1.5g）联用时应给予更高的剂量[12,32]。

治疗药物监测

MPA 血药浓度监测尚有争议，由于缺乏数据证明血药浓度监测能够获益，通常不建议 TDM。一些研究显示进行TDM 是有益的，而其他研究表明 MPA 血药浓度监测无临床意义。肾移植受者，MPA 低 AUCs 与谷浓度已被证明与急性排斥反应相关。在定期进行 MPA 血药浓度监测的中心，常规 AUC(0-12) 目标是 30~60mcg·h/ml 和谷浓度 1~3.5mcg/ml。MPA 监测似乎对采用 CNI 的保留、停药或尽量减量的方案更有益。一旦开始 MMF 治疗，E. P. 应监测胃肠道和血液系统不良反应以及监测感染和排斥反应的任何体征和症状[33]。

MMF 仿制药

2009 年 FDA 批准了 MMF 仿制药用于实体器官移植。已有多家获得批准生产 MMF 仿制药的药厂。这些产品均符合 FDA 的生物等效性标准，并被认为是 CellCept 250mg胶囊和 500mg 片的 AB 级仿制药[75]。目前，没有研究表明MMF 仿制药产生不利的临床作用或增加药物不良反应的风险，大多数临床医生对 MMF 仿制药的使用满意，不建议频繁更换生产商。

与免疫抑制相互作用的药物

案例 34-8

问题 1：C. C. 是一位 42 岁女性，5 日前行肝移植术。突发高热伴白细胞升高，引流液培养为白色念珠菌。C. C. 开始使用氟康唑每日 400mg。其他药物包括：他克莫司3mg，每日 2 次，泼尼松每日 20mg，MMF 500mg 每日 2 次（由于新发感染低剂量使用），缬更昔洛韦每日 450mg，每日单剂量片复方磺胺甲噁唑和埃索美拉唑每晚 20mg。他克莫司谷浓度值是 11ng/ml。哪些药物与免疫抑制剂有相互作用？由于氟康唑的使用初始剂量需不需要调整？

由于免疫抑制剂具有复杂和高度多变的药代动力学特征与相对窄的治疗指数，药物-药物相互作用就成为重要的

临床问题。药物相互作用可以分为两个主要类别：药代动力学和药效学。当一种药物改变免疫抑制剂的吸收、分布、代谢或消除时，则会发生药代动力学相互作用[76,77]。表34-2展示了可能会遇到的临床相关的药代动力学药物相互作用以及如何处理。包括能够改变免疫抑制剂的吸收或代谢的药物。请注意，此表并不全面。

当一种药物增强了免疫抑制剂的不良反应或者改变了药理作用时，就会发生药效学的相互作用[77]。CNI 与 ACEI 的合用就是一个例子。由于两种药物都会引起血钾升高和潜在的肾功能下降，因此当联合用药时毒性可能会更加明显[78]。药效学相互作用通常很难鉴别，需要彻底了解药物的药理作用。通常文献中很少或没有关于这种类型的药物相互作用信息，用以指导临床医生确定是否会发生这种药物相互作用。一般来说，如果已知一种药物具有与免疫抑制剂类似的毒性，则很有可能发生药效学相互作用。另一个例子是甲氧氯普胺和吗替麦考酚酯间的相互作用。这两种药物都是已知能导致腹泻，当这些药物一起使用时腹泻的发生率或严重程度可能会更高[77]。

对可能改变免疫抑制剂疗效的药物予以重视和警惕是十分重要的[77]。举个例子，一种具有免疫抑制特性的药物，比如环磷酰胺，可能导致移植受者的过度免疫和增加机会性感染的发病率或严重程度。相反，一种具有免疫增强特性的药物，例如草本药物紫锥菊，也可能降低免疫抑制剂的疗效，增加移植受者排斥反应的风险[76,77]。尽管与免疫抑制剂发生药效学相互作用的药物并不是绝对禁忌，但当这些药物联合使用时，应当严密监测移植受者药物中毒风险的增加或药效的降低。当移植受者加用新药时，无论是处方药、非处方药还是草药，都应当进行彻底的调查研究，以确定与免疫抑制方案是否存在潜在的相互作用。

对于 C. C. ，氟康唑的使用将通过抑制细胞色素 P-450 3A4 酶系发生药动学相互作用，增加他克莫司的药物浓度。这种相互作用通常在 2~5 日内非常明显，并且在初用氟康唑的一周内观察到最大效应。因此，当开始使用氟康唑时，C. C. 他克莫司的使用剂量应当减少。应当监测他克莫司血药浓度，密切观察药物的毒性表现及受者的临床症状。氟康唑也会影响糖皮质激素的代谢，但没有具体的建议。总而言之，药物的相互作用要明确控制，甚至在某些情况下

表 34-2

免疫抑制剂药物间的相互作用

免疫抑制剂	相互作用的药物	机制	结果	临床治疗
钙调磷酸酶抑制剂（环孢素和他克莫司），西罗莫司和依维莫司	克拉霉素[a]，红霉素[a]，泰利霉素[a]，酮康唑[a]，伊曲康唑，氟康唑[a]，伏立康唑[a]，氟西汀，氟伏沙明，西酞普兰，奈法唑酮，地尔硫䓬，维拉帕米[a]，地拉韦定，利托那韦，西咪替丁[a]，葡萄柚汁[a]，胺碘酮，沙奎那韦，奈非那韦，茚地那韦，安泼那韦，氯霉素[a]	抑制肝脏和肠道中的 CYP 3A 同工酶	血液中 IS 浓度增加	前瞻性地降低 IS 的剂量，或更密切地监测谷浓度和 AUC，并相应地调整剂量
钙调磷酸酶抑制剂（环孢素和他克莫司），西罗莫司和依维莫司	卡马西平，地塞米松，苯巴比妥[a]，苯妥英[a]，圣约翰草[a]，利福平[a]，利福布汀[a]，依法韦仑[a]，奈韦拉平[a]，萘夫西林，克林霉素[a]	诱导肝脏和肠道中的 CYP 3A4 同工酶	血液中 IS 浓度降低	前瞻性地增加 IS 的剂量，或更密切地监测谷浓度和 AUC，并且相应地调整剂量
钙调磷酸酶抑制剂（环孢素和他克莫司），西罗莫司，吗替麦考酚酯和麦考酚钠	考来烯胺，考来替泊，普罗布考，司维拉姆，抗酸剂（含镁和铝），含铁制品	与 IS 结合，防止吸收	血液中 IS 浓度降低	避免与 IS 同时给药并监测谷浓度
硫唑嘌呤	别嘌醇	通过抑制黄嘌呤氧化酶来抑制代谢	增加硫唑嘌呤的血药浓度	避免同时使用或前瞻性地将硫唑嘌呤剂量减少至正常剂量的三分之一或四分之一，并监测毒性增加

[a] 这些被认为是有效的抑制剂或诱导剂。AUC，曲线下面积；CYP，细胞色素 P450；IS，免疫抑制剂

应单独用药。在其他情况下,可以使用与这些药物不发生相互作用的某类药物的替代药物。

预防感染

案例 34-9

问题1:S. C. 是一位 20 岁男性,因慢性乙肝病毒感染继发的终末期肝病行肝移植术。除免疫抑制剂外,他还在围术期给予氨苄西林舒巴坦 1.5g 每日 3 次,用药 24 小时预防感染。术后,周一、周三、周五予以复方磺胺甲噁唑双剂量片(DS 800/160mg)一片,制霉菌素 5ml 每日 3 次;拉米夫定每日 100mg;缬更昔洛韦每日 900mg 口服。术中注射乙肝免疫球蛋白 10 000IU,移植术后 8 日内连续应用。上述治疗方案的依据是什么?还需要其他预防感染的处理措施吗?

感染仍是发病率和死亡率高的一个重要原因。与其他外科手术一样,接受器官移植的受者同样有感染的风险。自从环孢素问世以来,移植受者感染的发生率虽然已经得到了控制,但仍高达 50%[79]。

预防性抗菌药物的使用降低了外科手术感染的风险,然而,不应过分依赖使用高级别的抗菌药物[80]。肾移植受者通常使用第一代头孢菌素,如头孢唑林,覆盖尿道病原体和葡萄球菌。通常,在手术前、皮肤切开之前以及移植后持续给予 1~3 次剂量的抗生素预防。由于肝硬化患者在进行移植时病情严重,而且手术需要在非无菌环境(肠道)中进行多次吻合,因此肝脏移植与危及生命的细菌感染的高发病率息息相关。哌拉西林他唑巴坦通常用于抑制葡萄球菌、肠球菌和肠杆菌。基于受者术后恢复状况不同,疗程长短不一,通常为 24~96 小时[80]。感染可以发生在移植术后的任何时间,但是对于某些类型的感染是可以预测的[79]。移植术后的前 6 个月由于受者在这个阶段接受高剂量的免疫抑制药物,感染的风险最高。另一个高风险时间是在治疗急性排斥反应期间和之后,由于使用高剂量的免疫抑制剂。受者会获得新发感染(肺孢子菌肺炎、CMV),再度激活陈旧性感染(例如,CMV、BK 病毒),或者原发病(乙型肝炎或丙型肝炎)的再复发。机会性感染在此期间十分普遍(见表 34-3)。由于表 34-3 所示的感染发生率如此高,因此许多特效预防也就必不可少。例如,肾移植受者术后 1 个月每日 3~4 次含漱并吞咽制霉菌素混悬液 500 000IU;肝、胰腺移植受者每日使用氟康唑 100mg 减少胃肠道真菌定植;阿昔洛韦、更昔洛韦、伐昔洛韦和免疫球蛋白广泛应用于 CMV 和疱疹病毒感染;复方磺胺甲噁唑用于肺孢子菌肺炎的预防。对于磺胺类药物过敏的受者,可以给予每日口服 50~100mg 氨苯砜或每月吸入 300mg 的喷他脒。这些药物一般在术后 3~6 个月使用,在某些情况下可延长至一年甚至终生[81]。就 S. C. 而言,术后预防治疗包括:使用复方磺胺甲噁唑预防肺孢子菌肺炎;缬更昔洛韦预防 CMV;乙型肝炎免疫球蛋白、拉米夫定、阿德福韦酯、恩替卡韦、替诺福韦或替比夫定预防乙肝复发[81]。

表 34-3

移植术后常见的机会性感染

病原体	移植术后的发病时间
CMV	1~6 个月
单纯疱疹病毒	2 周~2 个月
EB 病毒	2~6 个月
带状疱疹病毒	2~6 个月
真菌	1~6 个月
分枝杆菌	1~6 个月
肺孢子菌肺炎	1~6 个月
李斯特菌	1 个月~无限期
曲霉菌	1~4 个月
奴卡菌	1~4 个月
弓形虫	1~4 个月
隐球菌	4 个月~无限期

乙型肝炎

对 S. C. 而言需要担心的一个主要问题是移植术后乙肝病毒的复发。如果乙肝再次复发,则预后较差。有效的治疗策略是术前使用拉米夫定、阿德福韦酯、恩替卡韦、替诺福韦或替比夫定,术后予以乙型肝炎免疫球蛋白治疗联合或不联合口服抗病毒治疗。S. C. 之所以术后联合应用拉米夫定和乙型肝炎免疫球蛋白,是因为研究指出单用乙型肝炎免疫球蛋白和 10%~50% 的受者术后乙肝复发相关,而拉米夫定和乙型肝炎免疫球蛋白联合应用复发率更低。据报道每年 15%~30% 服用拉米夫定的患者出现耐药,拉米夫定耐药的患者,阿德福韦酯、恩替卡韦、替比夫定或替诺福韦已被证明是有效的。术后第 1 周使用乙型肝炎免疫球蛋白后,S. C. 将继续接受每周给予 10 000IU,静脉输注 1~2 小时,连续 4 周,然后改为每月静脉给予 10 000IU,直到移植术后的 6~12 个月。在此期间,定期监测抗乙型肝炎表面抗原抗体滴度并且维持大于 500IU/L 的标准。由于乙型肝炎免疫球蛋白价格昂贵(每位受者每年花费 50 000 美元),而且出现更新型、更有效的口服抗病毒药物,现在更多的移植中心以较低的滴度(>100IU/L)为目标,采取每 3~4 周肌内注射 1 500IU 的乙型肝炎免疫球蛋白联合拉米夫定[82]。

丙型肝炎

另一种引起重视的病毒是丙型肝炎病毒。丙型肝炎是目前最常见的肝移植原因,并且术后丙型肝炎病毒复发感染十分普遍[83]。移植后过度使用免疫抑制剂对这类疾病具有明显不利影响。与非丙肝肝移植受者相比，丙肝肝植术后 5 年生存率显著降低[83]。最近，随着非干扰素的直接抗病毒（direct-acting antiviral，DAA）疗法的出现，丙型肝炎的治疗取得了显著进展。初步研究表明，与干扰素疗法 30%~50% 的应答率相比，DAA 疗法的持续病毒学应答率>70%。此外，与干扰素和利巴韦林相比，DAA 疗法的耐受性更佳，血细胞减少和全身反应较少出现，从而大大减少了暂停或终止治疗的可能[84,85]。

巨细胞病毒

案例 34-10

问题 1：A. A.，男性，58 岁，76kg，因酒精性肝硬化引起的终末期肝疾病，于 4 个月前接受原位肝移植。他向移植中心提交了 7 日的病史，包括全身不适、疲劳、恶心、呕吐、腹泻、低热和厌食。移植时供肝 CMV 抗体阳性，但是受体血清学检测为阴性。术后免疫抑制剂治疗方案包括泼尼松和他克莫司 5mg 口服每日 2 次，调整剂量以使 12 小时谷浓度保持在 6~12ng/ml。他还给予了缬更昔洛韦 450mg，口服，每日 1 次，维持 3 个月。

他术后进程很复杂。术后 19 日发生急性排斥反应，经使用糖皮质激素冲击随后递减治疗好转。同时，免疫抑制方案中增加 MMF 1g 口服每日 2 次。他术后 24 日出院，4 日后返回医院进行复查。此后，该受者维持治疗至今 4 个月无并发症出现。入院时体格检查显示口腔温度：38.8℃，血压：112/79mmHg，心率：104 次/min，呼吸：22 次/min，轻度震颤。其他检测良好。相关的实验室检查如下：

白细胞计数：3 400/μl

血小板计数：34 000/μl

尿素氮：29mg/dl

血肌酐：1.4mg/dl

总胆红素：2.2mg/dl

谷草转氨酶：62U/L

谷丙转氨酶：126U/L

CMV PCR：184 000 拷贝数/ml（正常 < 500 拷贝数/ml）

12 小时他莫司谷浓度：18.3ng/dl

他目前用药：他克莫司 6mg，口服，每日 2 次；MMF 750mg，口服，每日 2 次；泼尼松 10mg 口服，每日 1 次；复方磺胺甲噁唑 80mg，周一、周三和周五口服；碳酸钙 1.25g，口服，每日 3 次；维生素 D，每日 800IU，口服；阿司匹林肠溶片，每日 325mg，口服；尼扎替丁，150mg，口服，每日 2 次。A. A. 最可能的诊断是什么？

移植后此时 A. A. 需要关注的是 CMV 感染，通常出现于实体器官移植及骨髓移植后 1~6 月内。CMV 属于疱疹病毒类并且广泛存在。在免疫功能正常的健康成人中，病毒感染通常没有症状，然而在免疫功能不全的患者中，CMV 感染的发病率和死亡率升高。该病毒能够增加细菌和真菌感染的风险，诱导移植器官的慢性损伤（心脏动脉粥样硬化、肺闭塞性支气管炎、肝内胆管消失综合征和慢性肾动脉病变）[86]。

病因

移植受者 CMV 感染通常发生于血清学阳性的供体器官，由于免疫抑制潜伏病毒被激活。如果没有采取预防，CMV 从阳性供体向阴性受体的传播可导致约 80%~100% 的感染率和 40%~50% 的发病率；阳性供体到阳性受体导致 40%~60% 的再激活率和 20%~30% 的发病率；阴性供体到阴性受体有 0~5% 的感染率。高危发病的移植受体是：（a）移植时，血清学阳性供体和阴性受体（D+/R-）；（b）年老者；（c）接受抗淋巴细胞抗体者；（d）因急性排斥反应再次移植者；（e）接受大剂量免疫抑制剂者[86]。A. A. 是 CMV 感染和 CMV 病的高危者，因为他的 CMV 血清学是 D+/R-，他接受了抗排斥治疗，他的免疫抑制方案对肝移植受者来说强度比较高。

诊断

CMV 诊断基于临床表现和实验室检查。CMV 可以通过体液培养来检测，如支气管肺泡灌洗液、尿液、血液和组织活检。CMV 存在于宿主白细胞内，并有大量的核内包涵体。大多数中心应用 CMV-PCR 检测能够很容易测得受者血清的病毒载量。然而，没有临床症状和体征仅凭病毒脱落的检测结果是无法诊断活动性疾病的[87]。A. A. 的实验室检查结果与该病毒感染一致：PCR 检测载量 184 000 拷贝数/ml，提示病毒脱落，白细胞减少、血小板减少以及与 CMV 感染相一致的临床症状，包括不适、疲劳、恶心、呕吐、腹泻和厌食。

临床表现

对免疫功能正常的健康成人，CMV 感染通常无症状，但可能会出现轻微的不适、发热、肌痛，以及不正常的肝酶和淋巴细胞增多。更严重的反应较为罕见[86,87]。然而，在免疫功能不全的患者中该病毒能够致命。研究表明，CMV 感染与移植排斥相关，并且免疫抑制条件下移植排斥又进一步加剧了 CMV 感染。目前尚不清楚孰先孰后。临床上 CMV 感染可能限于发烧和单核细胞增多症，也可能累及器官，表现为肺炎、肝炎、肠胃炎、结肠炎、播散性感染、脑病或白细胞减少症。

A. A. 的临床表现符合 CMV 感染诊断标准：有临床症状和体征的病毒血症。目前尚不清楚 A. A. 是否累及终末器官或疾病。他的肝酶浓度升高，有许多胃肠道症状（恶心、呕吐、腹泻和厌食症），这可能提示 CMV 肝炎、CMV 肠胃炎或 CMV 结肠炎。另外，血清总胆红素、转氨酶的升高可能是急性排斥反应引起的，胃肠道问题和白细胞减少症可能是他正在服用药物产生的不良反应（例如，MMF）。为鉴别 CMV 肝炎、CMV 肠胃炎、CMV 结肠炎、急性排斥反应和药物不良反应，应该进行组织活检。

案例 34-10，问题 2：对于 A. A. 诊断为 CMV 疾病有什么治疗方案？应该使用什么剂量，以及如何监测这些药物的疗效？

更昔洛韦

在更昔洛韦问世之前,临床一般通过降低免疫抑制的水平来应对 CMV 感染。这可能是 CMV 感染导致免疫排斥反应发生率增加的原因之一。肾移植受者移植物丢失是无法预判的,但不会立即危及生命,因为可以进行肾脏透析。然而,减少肝移植受者的免疫抑制剂,可能会导致移植物丢失进而死亡。阿昔洛韦、阿糖腺苷和免疫球蛋白的治疗大多不成功。更昔洛韦是实体器官移植受者治疗 CMV 感染的一线药物。尽管更昔洛韦高度有效,但肝移植受者应用更昔洛韦治疗后仍有 20% 的 CMV 复发率。

更昔洛韦是一种核苷类似物的抗病毒药物,在受感染的细胞中磷酸化成活性形式,然后干扰病毒 DNA 的复制过程。虽然已经分离到耐更昔洛韦的 CMV 毒株,但多见于艾滋病患者;目前,在实体器官移植中并不需要过多关注于更昔洛韦耐药的 CMV。A. A. 应该静注更昔洛韦或口服缬更昔洛韦;最近的一项研究表明更昔洛韦静注和口服缬更昔洛韦等效。由于 CMV 疾病治疗后复发是值得关注的,一些专家建议应该在静注疗程结束后用缬更昔洛韦或口服阿昔洛韦来维持治疗[88]。

剂量

肾功能正常的患者,更昔洛韦的常规剂量是 5mg/kg 每 12 小时 1 次,缬更昔洛韦的常规剂量是 900mg,口服,每日 2 次,疗程均为 14~21 日。肾功能不全患者剂量需要调整。A. A. 肌酐清除率为 60ml/min,应静注更昔洛韦 2.5mg/kg(约 190mg)每 12 小时 1 次,维持 2~3 周,之后维持缬更昔洛韦每日 450mg 口服 2~4 周。

更昔洛韦治疗最常见的不良反应是中性粒细胞减少症,发生率高达 27%[87]。中性粒细胞减少症定义为绝对中性粒细胞数少于 500~1 000/μl。中性粒细胞减少症的处理通常是减少药物的剂量或停药,而集落刺激因子可增加白细胞的总数[88]。由于 CMV 感染也可以引起中性粒细胞减少症,因此往往难于鉴别原因。如果 CMV 实验室检查、临床症状和体征正在好转而患者仍粒细胞减少,最可能的原因就是更昔洛韦。血小板减少症在接受更昔洛韦治疗的患者中发病率大约为 20%。初始血小板计数低于 100 000/μl 的患者风险最大。其他不良反应包括中枢神经系统的影响、发烧、皮疹及移植肝功能异常[86,87]。治疗期间 A. A. 的白细胞和血小板计数应每 3~4 日进行 1 次评估,如果中性粒细胞下降到低于 500/μl 或血小板少于 25 000/μl,更昔洛韦应暂停使用。为了监测 A. A. 的 CMV 疾病是否好转,应每周检查 CMV 的血清学和 DNA 拷贝数。

免疫球蛋白

在实体器官移植中使用免疫球蛋白治疗 CMV 是有争议的。不仅价格昂贵且有时供不应求。免疫球蛋白通过增强抗体依赖、细胞介导的细胞毒反应提供被动免疫。原则上,免疫球蛋白改变了破坏宿主组织的免疫反应。一些证据表明免疫球蛋白与当前抗病毒药物治疗 CMV 可能有协同或附加作用[88]。目前,非选择性免疫球蛋白和 CMV 超免疫球蛋白同更昔洛韦联合应用已被研究。CMV 超免疫球蛋白是由高滴度混合血清制备的,与未筛选的免疫球蛋白相比,富含 4~8 倍的 CMV 免疫球蛋白滴度。

CMV 免疫球蛋白可以按隔日 100mg/kg 剂量给药,维持 14 日,与更昔洛韦联合应用于治疗 CMV。与输注免疫球蛋白相关的最常见的不良反应包括发热、寒战、头痛、肌肉酸痛、眩晕、恶心和呕吐。

膦甲酸钠

膦甲酸钠是一种抑制病毒 DNA 合成的焦磷酸盐类似物;然而与更昔洛韦不同,激活不需磷酸化。由于这种药物具有高度肾毒性,且大多数移植受者已使用了肾毒性药物,因此膦甲酸钠在实体器官移植中的应用经验性有限。在大多数中心,磷甲酸是二线或三线药物,仅应用于不耐受更昔洛韦治疗或出现耐药的受者。

膦甲酸钠的常规治疗剂量是 60mg/kg 每 8 小时 1 次,维持 14~21 日。肾功能不全患者应减量。膦甲酸钠最严重的不良反应是肾毒性,它的发生率高达 50%,可能是急性肾小管坏死引起的,因此使用前建议水化以减少或避免肾毒性。其他的不良反应还有胃肠道影响、血红蛋白和红细胞压积减少、移植肝功能恶化、血清电解质紊乱。停药后不良反应大都可逆。在膦甲酸钠治疗期间需定期监测血肌酐[87]。

预防

案例 34-10,问题 3: 对高危患者如 A. A.,有什么办法可以预防 CMV 呢?

由于其严重的后果,应竭力预防 CMV 疾病。许多研究试图探索最简单、最经济的方案来预防 CMV 感染。这些研究集中于不同药物的联合应用及静脉注射序贯口服给药疗法。有试验还研究了针对高风险患者通过 PCR 监测 CMV 而无需常规预防治疗(抢先治疗策略)[88]。

更昔洛韦

静注和口服更昔洛韦预防 CMV 感染已经在肝、肾移植受者中进行了研究[89]。然而极少有大型试验对此进行研究,实体器官移植中的大多数数据来自小型的非对照试验。另一个困难在于,不同试验对于预防治疗和高危患者的定义存在较大差异。在引入缬更昔洛韦前,更昔洛韦是使用最广泛的预防用药。

在美国,口服更昔洛韦治疗多年来尚未商业化。因此,大多数移植中心现在仅使用缬更昔洛韦作为一线药物。如果患者不能耐受口服治疗,静脉注射更昔洛韦仍然可以短期使用。

缬更昔洛韦

因为口服更昔洛韦的生物利用度(<10%)极低,缬更昔洛韦因此得到有效的开发应用。缬更昔洛韦是更昔洛韦的前体药,是一种 L-缬氨酰酯,一经胃肠道吸收后,便迅速地完全由肝脏和肠道酯酶转化成更昔洛韦。缬更昔洛韦的

绝对生物利用度大约为 60%，与食物一起口服单剂量 900mg 的 AUC 等同于静脉注射更昔洛韦 5mg/kg 的 AUC。这大约是更昔洛韦 1 000mg 每日 3 次口服的 AUC 的两倍。目前 FDA 批准缬更昔洛韦用于 HIV 相关的 CMV 视网膜炎治疗，并用于预防心脏、肾和胰腺移植后 CMV 感染[90,91]。虽然缬更昔洛韦经常被用在肝移植术后 CMV 的感染预防，但并没有经过 FDA 批准。几项小型研究证明缬更昔洛韦对 CMV 感染抢先治疗和阻止发展为潜在 CMV 病有效[90]。

由于缬更昔洛韦价格非常昂贵，并具有血液毒性，一些研究已经尝试减少给药剂量。在大多肾功能良好的患者中，使用推荐剂量(每日口服 900mg)的一半即显示出相同的临床治疗效果，且降低了治疗成本和潜在毒性。这些研究是在肾移植受者中进行的，给药剂量基于移植中心特定的机构协议[92]。

伐昔洛韦

一项已发表的纳入 1 574 名患者的共 12 项试验的 meta 分析评价了伐昔洛韦作为移植受者预防用药的作用[93]。在预防包括 CMV 在内的疱疹病毒方面，伐昔洛韦比阿昔洛韦更有效。然而大多数移植中心，并没有使用伐昔洛韦作为 CMV 的常规预防药物，仍然认为缬更昔洛韦是一线药物。

CMV 超免球蛋白

CMV 超免球蛋白预防 CMV 感染的作用是有争议的。许多研究已将该药与口服阿昔洛韦或更昔洛韦联合使用，但是由于成本较高以及需静脉给药，其作为预防用药已逐渐减少。此外，在 D+/R-受者中，效果喜忧参半[87,94]。

案例 34-10，问题 4：A. A. 是否需要接受预防性治疗？如果需要，应该使用哪种用药方案？

A. A. 具有一些 CMV 感染的危险因素。在移植时，A. A. 是 CMV D +/R-，这意味着他有 80% 的机会感染 CMV 和有 40% 的机会进展为 CMV 病。此外，A. A. 有过早期急性排斥反应，这意味着他需要接受更高剂量的免疫抑制剂，这也使他有更高的风险进展为 CMV 病。因为这些危险因素，在移植后 A. A 应该(也确实)接受至少 3 个月的 CMV 预防治疗。像 A. A 这样的受者，一些中心可能会将预防治疗延长到移植后 6 个月。A. A. 因进展为 CMV 病，而给予更昔洛韦190mg 每 12 小时 1 次静脉注射的治疗。一旦 A. A. 耐受口服更昔洛韦治疗，他可以开始口服缬更昔洛韦，剂量为每日 900mg，与食物同服。因为 A. A. 有肾功能不全，口服缬更昔洛韦的剂量将调整为每日 450mg[92]。

CMV 对抗病毒治疗的耐药性

尽管 CMV 对抗病毒治疗耐药并不常见，但由于疗程长病毒仍持续复制，仍可能在 5% 至 12% 的高风险受者(D+/R-)中发生耐药。导致耐药的主要基因突变有两种，一种针对 UL97 激酶，另一种针对 UL54 DNA 聚合酶基因。绝大多数(90%)对更昔洛韦耐药的毒株存在 UL97 基因突变，通常不会对其他抗病毒药物产生交叉耐药性，包括西多福韦

或膦甲酸[95]。

正如 A. A. 的案例所示，接受预防治疗的受者，在预防治疗停止后，或甚至极少数情况在预防治疗时，不能除外发展为 CMV 感染的可能。相比口服更昔洛韦，接受缬更昔洛韦的受者 CMV 的发病率显著降低，这可能是因为药物的暴露增加了约两倍[90-92]。

抢先治疗

由于鉴别和量化 CMV 的实验技术的进步；预防性治疗并不总是有效；而且由于药物往往有毒并且价格非常昂贵，因此抢先疗法也被用来预防 CMV 感染。该策略包括不再进行预防性治疗，监测实验室指标以确定 CMV 病毒血症，通常通过 PCR 检测血清 CMV DNA 拷贝数。一旦受者出现病毒血症(CMV PCR 病毒载量>2 000 拷贝数/ml)，需接受静脉注射更昔洛韦或口服缬更昔洛韦治疗。这一策略已有前瞻性研究，其与常规预防治疗同样有效，并且具有一些潜在的成本优势。然而，最近的一些研究表明抢先治疗组 CMV 的间接效应发生率较高，其中一项研究中最令人担忧的是关于移植物丢失。因此，抢先治疗的作用是有争议的，很多中心仍坚持对实体器官移植受者常规预防 CMV[88]。

移植后淋巴组织增殖性疾病

危险因素

案例 34-11

问题 1：A. L. ，一个 16 岁女孩，42kg，1 年前因胆道闭锁行 Kasai 手术(肝门-空肠吻合术)失败后进行肝移植。她现在表现为低热、不适、疼痛、食欲差一周。她经历了两次排斥反应，每次给予 1~2g 甲泼尼龙治疗，并在第二次排斥反应时加用了兔抗胸腺细胞球蛋白治疗。移植后她接受了他克莫司和泼尼松治疗，在发生第二次免疫排斥反应后增加了 MMF 治疗。她刚刚完成了静脉注射更昔洛韦治疗 CMV 感染的疗程(四周)。供体是 CMV 阳性，她也是 CMV 阳性。目前她的 EB 病毒 DNA 是 18 000 拷贝数/ml(正常，<500 拷贝数/ml)；而移植时 EB-DNA 是阴性的，但自从她最后一次排斥反应以来，该数值一直在上升。体检时发现她有纵隔淋巴结肿大。她否认寒战、出汗、恶心、呕吐或腹泻。胸部计算机断层扫描 CT 显示纵隔肿块。生命体征和所有实验室检查在正常范围内。他克莫司谷浓度为 9. 8ng/ml。入院 7 日后，该肿块活检显示胸部淋巴组织增生性病变，鉴定为胸部免疫母细胞性淋巴瘤伴心脏右侧粘连。10 日后，她发展为快慢综合征(tachy-brady syndrome，心动过速心搏迟缓综合征)，植入心脏起搏器。鉴于淋巴瘤的位置和症状，手术和放射治疗是不可行的，于第 2 日给予化疗。那么 A. L. 的哪些临床症状和危险因素与淋巴瘤有关？

A. L. 发展为移植后淋巴组织增殖性疾病(post-trans-plantation lymphoproliferative disorder, PTLD)，据实体器官

移植术后的报告显示它是移植术后多种类型恶性肿瘤其中之一。这种情况的确切病因尚不清楚,可能是多因素所致。PTLD 的表现差异很大,患者可无症状,或出现轻度单核细胞增多或多器官功能衰竭。A. L. 表现为发热、淋巴结肿大、全身乏力和食欲缺乏。虽然这些症状都与 PTLD 表现一致,但也与感染的症状一致。由于 PTLD 涉及各种器官系统,患者可以表现出器官特异性症状(如果肿瘤在胃肠道可出现急性腹痛、穿孔、梗阻、消化道出血)。如 A. L. 所示,肿瘤的位置可能影响其他器官的功能[97]。除免疫抑制外,与 PTLD 相关的 2 个因素是 EB 病毒的存在和患者的年龄。儿童有较高的发生率[97]。A. L. 发展为 EB 病毒血症,这表明她在移植中或移植后暴露于这种病毒。EB 病毒也可以通过供体肝脏和/或血液制品传播。此外,由于免疫抑制剂的使用,EB 病毒阳性者在移植时病毒可能会再度被激活。

A. L. 接受了大量的免疫抑制治疗。这可能导致无法通过细胞毒性 T 细胞抑制活化病毒感染,也可能导致不受控制的 B 细胞增殖及多克隆和单克隆扩增。除 T 细胞缺陷之外,因感染 B 淋巴细胞的 EB 病毒引起的细胞因子分泌的不平衡或改变,可能是 B 细胞扩增和转变的原因;大部分非霍奇金淋巴瘤也主要是 B 细胞来源,小部分是 T 细胞来源,然而这部分较难治疗[96]。PTLD 的发病率和检出率都在逐渐上升。这归因于更新、更有效的免疫抑制剂不同组合应用,移植程序增加以及监测更密切。当以环孢素为基础的方案与硫唑嘌呤或环磷酰胺为基础的方案相比,淋巴瘤的发生率分别占全部肿瘤的 26% 和 11%。环孢素组淋巴瘤平均发生在移植后 15 个月内,而硫唑嘌呤组为 48 个月。三分之一恶性肿瘤发生在环孢素组的前 4 个月,硫唑嘌呤组为 11%[96]。

随着兔抗胸腺免疫球蛋白疗法的应用,PTLD 的发病率升高,这也与累积剂量增加以及多种药物联合使用有关。PTLD 不是由单一药剂所引起的,但可能反映了多种药物的免疫抑制剂强度。外来抗原的慢性刺激、反复感染、遗传易感性和间接或直接 DNA 损伤是可能影响 PTLD 发展的其他变量[98]。A. L. 最近有过 CMV 感染,这也会促成这种情况的发生。

在实体器官移植中,PTLD 在胸部的发生率远高于其他恶性肿瘤,在儿童更常见。大约 1% 的肾移植和 2% 的肝移植会发生淋巴瘤。这些肿瘤常出现较早,进展迅速。恶性肿瘤在移植人群中的平均发病率约为 6%,移植后肿瘤的风险随时间推移而增加。器官移植受者肿瘤患病率是普通人的 100 倍。此外,移植受者最常见的癌症类型(如淋巴瘤、皮肤和口腔癌)在一般人群中是罕见的。移植受者皮肤癌和口腔癌的发生部分归因于暴露于阳光,以及硫唑嘌呤代谢物甲基硝基硫代咪唑引起的皮肤光敏作用[96]。

治疗和成果

案例 34-11,问题 2:应该对 A. L. 采取怎样的治疗策略,预后如何?

PTLD 的治疗取决于治疗的时机、临床表现、症状、受累程度、组织学类型以及移植类型。早期 PTLD 的临床治疗

经验显示,减少或停止使用免疫抑制可使肿瘤缩小。因此,治疗 PTLD 的第一步是考虑停止使用所有免疫抑制剂,糖皮质激素可能除外。这一方案对于 A. L. 是行不通的,因为移植肝是她继续存活的希望。肾移植受者可以停用免疫抑制剂,因为可以重新开始透析。A. L. 需要化疗。因此,她应停用 MMF,以减少潜在的严重骨髓毒性。此外,A. L. 的他克莫司剂量将适当的减少,达到治疗范围最低的药物浓度即可(4~6ng/ml);泼尼松也应减少到最低剂量。如果她的免疫抑制药物减少,应需密切监测排斥反应[99]。

静脉注射阿昔洛韦或更昔洛韦进行抗病毒治疗已用于抑制 EBV 复制以及 PTLD。疗效因人而异,也可能取决于 PTLD 的类型和程度。A. L. 已经接受了更昔洛韦治疗 4 周,治疗期间出现 PTLD。视情况而定手术、放射治疗和化疗治疗 PTLD。干扰素和免疫球蛋白在其他治疗无效的情况下可能有效。单克隆或免疫母细胞性、散发性、急进性 PTLD 对传统疗法效果差,死亡率高达 70%。利妥昔单抗(抗 B 细胞,抗 CD20 抗体)被认为是治疗 CD20 阳性 B 淋巴细胞 PTLD 的一线药物,如果可能,还可减少或停用免疫抑制剂。患者通常给予每周 375mg/m² ,连续 4 周的治疗;一些中心已经长期治疗。对化疗方案有反应的患者也可能复发或病情恶化,如 CHOP 方案:环磷酰胺,阿霉素,长春新碱,泼尼松或地塞米松;CHOP-R 方案:CHOP+利妥昔单抗;PROMACE-cytaBOM 方案:环磷酰胺,阿霉素,依托泊苷,泼尼松,阿糖胞苷,博来霉素,长春新碱,甲氨蝶呤。移植患者发生骨髓毒性的风险较高,这主要取决于他们免疫抑制的维持治疗。考虑到 A. L. 的 PTLD 的类型和程度,其预后较差,如果在转移之前诊断出 PTLD 并及早治疗,则治疗效果较好。减少或停用免疫抑制剂,并采用高剂量阿昔洛韦或更昔洛韦治疗数周至数月对多克隆型 PTLD 有很好的疗效。目前,预防性抗病毒制剂、免疫球蛋白和 EBV PCR 监测对预防 PTLD 发生的作用是有争议的,相关研究文章的结果喜忧参半[99]。

(朱立勤 杨龙 译,杨龙 朱立勤 校,
张雅敏 徐彦贵 审)

参考文献

1. Wolfe RA et al. Trends in organ donation and transplantation in the United States, 1999–2008. *Am J Transplant*. 2010;(4, Pt 2):961.
2. Schnitzler MA et al. OPTN/SRTR 2013 annual data report: economics. *Am J Transplant*. 2015;15(Suppl 2):1–24.
3. Stegall MD et al. Through the looking glass darkly: seeking clarity in preventing late kidney failure. *J Am Soc Nephrol*. 2015;26:20–29.
4. Maldonado AQ et al. Assessing pharmacologic and nonpharmacologic risks in candidates for kidney transplantation. *Am J Health Syst Pharm*. 2015;72(10):781–793.
5. Kidney Disease: Improving Global Outcomes (KDIGO) Work Group. Clinical practice guidelines for care of kidney transplant recipients. *Am J Transplant*. 2009;9(Suppl 3):S1–S155.
6. Nankivell BJ, Alexander S. Rejection of the kidney allograft. *N Engl J Med*. 2010;363:1451.
7. Graff RJ et al. The role of the crossmatch in kidney transplantation: past, present and future. *J Nephrol Therap*. 2012;S4. doi:10.4172/2161-0959.S4-002.
8. Bassan G, Jawbeh A. Desensitization in kidney transplantation: review and future perspectives. *Clin Transplant*. 2014;28:494-507.
9. Lee RA et al. Current trends in immunosuppressive therapies for renal

transplant recipients. *Am J Heath-Syst Pharm.* 2012;69:1961–1975.

10. Lennard L. The clinical pharmacology of 6-mercaptopurine. *Eur J Clin Pharmacol.* 1992;43:329.

11. Kurzawski M et al. The impact of thiopurine s-methyltransferase polymorphism on azathioprine-induced myelotoxicity in renal transplant recipients. *Ther Drug Monit.* 2005;27:435.

12. Staatz CE et al. Pharmacology and toxicology of mycophenolate in organ transplant recipients: an update. *Arch Toxicol.* 2014;88:1351–1389.

13. BergmannTK et al. Clinical pharmacokinetics and pharmacodynamics of prednisolone and prednisone in solid organ transplantation. *Clin Pharmacokinet.* 2012;51:711–741.

14. Faulds D et al. Cyclosporine. A review of its pharmacodynamics and pharmacokinetic properties, and therapeutic use in immunoregulatory disorders. *Drugs* 1993;45:953.

15. Rath T. Tacrolimus in transplant rejection. *Exp Opin Pharmacother.* 2013;14:115–122.

16. Moes DJ et al. Sirolimus and everolimus in kidney transplantation. *Drug Disc Today.* 2015;20(10):1–7.

17. Satyananda V et al. Belatacept in kidney transplantation. *Curr Opin Organ Transplant.* 2014;19:573–577.

18. Thiyagarajan UM et al. Thymoglobulin and its use in renal transplantation: a review. *Am J Nephrol.* 2013;37:586–601.

19. McKeage K et al. Basiliximab: a review of its use as induction therapy in renal transplantation. *Biodrugs.* 2010;24(1):55–76.

20. Hanaway MJ et al. Alemtuzumab induction in renal transplantation *N Engl J Med.* 2011;368:1909–1919.

21. Cianco G et al. Alemtuzumab(Campath 1H) in kidney transplantation. *Am J Transplant.* 2008;8:15.

22. Macklin PS et al. A systematic review of the use of rituximab as induction therapy in renal transplantation. *Transplant Rev.* 2015;29:103–108.

23. Salvadori M et al. Impact of donor specific antibodies on the outcomes of kidney graft: pathophysiology, clinical therapy. *World J Transplant.* 2014;4:1–17.

24. Matas AJ et al. OPTN/SRTR 2013 annual data report: kidney. *Am J Transplant.* 2015;15(s2):1–34.

25. http://optn.transplant.hrsa.gov/contentdocuments/kas_faqs.pdf. Accessed November 15, 2015.

26. Hardinger KL et al. Selection of induction therapy in kidney transplantation. *Transpl Int.* 2013;26:662–672.

27. Erickson Al et al. Analysis of infusion site reactions in renal transplant recipients receiving peripherally administered rabbit antithymocyte globulin. *Transpl Int.* 2010;23:636–640.

28. Morgan RD et al. Alemtuzumab induction therapy in kidney transplantation: a systematic review and meta-analysis. *Transplantation.* 2012;93:1179–1188.

29. Schroppel B, Legendre C. Delayed graft function. *Kidney Int.* 2014;86:251–258.

30. Djamali A et al. Diagnosis and management of antibody—mediated rejection: current status and novel approaches. *Am J Transplant.* 2014;14:255–271.

31. Solez K et al. BANFF 05 meeting report; differential diagnosis of chronic allograft injury and elimination of chronic graft nephropathy (CAN). *Am J Transplant.* 2007;7:518.

32. Neylan J. Immunosuppressive therapy in high-risk transplant patients: dose dependent efficacy of mycophenolate mofetil in African American renal allograft recipients. *Transplantation.* 1997;64:1277–1282.

33. Van Gelder T, Shaw LM. The rationale for and limitations of therapeutic drug monitoring for mycophenolate mofetil in transplantation. *Transplantation.* 2005;80:s244–s253.

34. Prendergast MB et al. Optimizing medication adherence: an ongoing opportunity to improve outcomes after kidney transplantation. *Clin J Am Soc Nephrol.* 2010;5:1305–1311.

35. Burton SA et al. Treatment of antibody-mediated rejection in renal transplant patients: a clinical practice survey. *Clin Transplant.* 2015;29:118–123.

36. Issa N et al. Calcineurin inhibitor nephrotoxicity; a review and perspective of the evidence. *Am J Nephrol.* 2013;37:602–612.

37. Mulgaonkar S, Kaufman DB. Conversion from calcineurin inhibitor based immunosuppression to mammalian target of rapamycin inhibitors or belatacept in renal transplant recipients. *Clin Transplant.* 2014;28:1209–1224.

38. Snanoudji R et al. Immunological risks of minimization strategies. *Transpl Int.* 2015;28(8):901–910.

39. Adesina S et al. Steroid withdrawal in kidney allograft recipients. *Expert Rev Clin Immunol.* 2014;10:1229–1239

40. Lindholm A et al. Influence of cyclosporine pharmacokinetics, trough concentrations, and AUC monitoring on outcome after kidney transplantation. *J Clin Pharm Ther.* 1993;54:205

41. Dunn CJ et al. Cyclosporine: an updated review of its pharmacokinetic properties, clinical efficacy, and tolerability of a microemulsion-based formulation (neoral) in organ transplantation. *Drugs.* 2001;61:1957.

42. Jose M. Calcineurin inhibitors in renal transplantation: adverse effects. *Nephrology.* 2007;12:S66–S74.

43. Kuypers DRJ. Immunosuppressive drug monitoring—what to use in clinical practice today to improve renal graft outcome. *Transpl Int.* 2005;18:140–150.

44. Knoll GA et al. Effect of sirolimus on malignancy and survival after kidney transplantation; systematic review and meta-analysis of individual patient data. *BMJ.* 2014;349:6679.

45. Augustine JJ et al. Use of sirolimus in solid organ transplantation. *Drugs.* 2007;67:369–391.

46. Kaplan B et al. Strategies for the management of adverse drug events associated with mTOR inhibitors. *Transplant Rev.* 2014;28:126–133.

47. Sharif A et al. Proceedings from an international consensus meeting on post transplantation on diabetes mellitus: recommendations and future directions. *Am J Transplant* 2014;14:1992–2000.

48. Palepu S et al. New onset diabetes mellitus after kidney transplantation: current status and future directions. *World J Diabetes.* 2015;6(3):445–455.

49. Syoumpos S et al. Cardiovascular morbidity and mortality after kidney transplantation. *Transpl Int.* 2015;28:10–21.

50. Alshayeb MM et al. CKD—mineral and bone disorder management in kidney transplant recipients. *Am J Med Sci.* 2103;345:314–320.

51. Grossman JM et al. American College of Rheumatology recommendations for the prevention and treatment of glucocorticoid-induced osteoporosis. *Arthritis Case Res.* 2010;62:1515.

52. Randhawa P, Brennan DC. BK virus infection in transplant recipients: an overview and update. *Am J Transplant.* 2006;6:2000.

53. KDIGO. KDIGO Clinical Practice Guideline for the Care of Kidney Transplant Recipients. *Am J Transplant.* 2009;9(Suppl 3):S44–S46.

54. Johnston O et al. Treatment of polyomavirus infection in kidney transplant recipients: a systemic review. *Transplantation.* 2010;89:1057.

55. Tran TT et al. Advances in liver transplantation. New strategies and current care expand access, enhance survival. *Postgrad Med.* 2004;115:73.

56. Neuberger J. Developments in liver transplantation. *Gut.* 2004;53:759.

57. Roland ME et al. Review of solid-organ transplantation in HIV-infected patients. *Transplantation.* 2003;75:425.

58. Keegan MT, Plevak DJ. Critical care issues in liver transplantation. *Int Anesthesiol Clin.* 2006;44:1.

59. Wijdidicks EFM. Neurotoxicity of immunosuppressive drugs. *Liver Transpl.* 2001;7:937.

60. Venkataramanan R et al. Clinical pharmacokinetics of tacrolimus. *Clin Pharmacokinet.* 1995;29:404.

61. Mancinelli LM et al. The pharmacokinetic and metabolic disposition of tacrolimus: a comparison across ethnic groups. *Clin Pharmacol Ther.* 2001;69:24.

62. Kershner RP, Fitzsimmons WE. Relationship of FK506 whole blood concentrations and efficacy and toxicity after liver and kidney transplantation. *Transplantation.* 1996;62:920.

63. Holt DW et al. Clinical toxicology working group on immunosuppressive drug monitoring. *Ther Drug Monit.* 2002;24:59.

64. Porayko MK et al. Nephrotoxic effects of primary immunosuppression with FK-506 and cyclosporine regimens after liver transplantation. *Mayo Clin Proc.* 1994;69:105.

65. The U.S. Multicenter FK506 Liver Study Group. A comparison of tacrolimus (FK506) and cyclosporine for immunosuppression in liver transplantation. *N Engl J Med.* 1994;331:1110.

66. Hajj SE et al. Generic immunosuppression in transplantation: current evidence and controversial issues. *Expert Rev Clin Immunol.* 2015;11(5):659–672.

67. Barraclough KA et al. Once versus twice-daily tacrolimus: are the formulations truly equivalent? *Drugs.* 2011;71:1561-77.

68. Kuypers DR et al. Improved adherence to tacrolimus once-daily formulation in renal recipients: a randomized controlled trial using electronic monitoring. *Transplantation.* 2013;95:333–340.

69. Shaked A et al. Incidence and severity of acute cellular rejection in recipients undergoing adult living donor or deceased donor liver transplantation. *Am J Transplant.* 2009;9:301.

70. Neumann UP et al. Significance of a T-lymphocytotoxic crossmatch in liver and combined liver-kidney transplantation. *Transplantation.* 2001;78:1163.

71. Fisher RA et al. A prospective randomized trial of mycophenolate mofetil with Neoral or tacrolimus after orthotopic liver transplantation. *Transplantation.* 1998;66;1616.

72. Demetris AJ et al. Update of the International Banff Schema for Liver Allograft Rejection: working recommendations for the histopathologic staging and

reporting of chronic rejection. An international panel. *Hepatology*. 2000;31:792.

73. Sher LS et al. Tacrolimus as rescue therapy in liver transplantation. *Transplantation*. 1997;64:258.

74. Behrend M. Adverse gastrointestinal effects of mycophenolate mofetil. Aetiology, incidence, and management. *Drug Saf*. 2001;24:645.

75. US Food and Drug Administration. *Orange Book: Approved Drug Products with Therapeutic Equivalence Evaluations*. http://www.accessdata.fda.gov/scripts/cder/ob/docs/tempai.cfm. Accessed March 9, 2011.

76. Manitpisitkul W et al. Drug interactions in transplant patients: what everyone should know. *Curr Opin Nephrol Hypertens*. 2009;18:404.

77. Dresser GK. Pharmacokinetic-pharmacodynamic consequences and clinical relevance of cytochrome P450 3A4 inhibition. *Clin Pharmacokinet*. 2000;38:41.

78. Campana C et al. Clinically significant drug interactions with cyclosporine. An update. *Clin Pharmacokinet*. 1996;30:141.

79. Fishman JA. Infection in solid-organ transplant recipients. *N Engl J Med*. 2007;357:2601.

80. American Society of Health-System Pharmacists. ASHP therapeutic guidelines on antimicrobial prophylaxis in surgery. *Am J Health Syst Pharm*. 1999;56:1839.

81. Gordon SM et al. Should prophylaxis for Pneumocystis carinii pneumonia in solid organ transplant recipients ever be discontinued? *Clin Infect Dis*. 1999;28:240.

82. Cholongitas E, Goulis J, Akriviadis E, et al. Hepatitis B immunologlobulin and/or nucleos(t)ide analogues for prophylaxis against hepatitis b virus recurrence after liver transplantation: a systematic review. *Liver Transpl*. 2011;17:1176–1190.

83. Gallegos-Orozco JF et al. Natural history of post-liver transplantation hepatitis C: A review of factors that may influence its course. *Transplantation*. 2009;15:1872.

84. Marino Z et al. Hepatitis C treatment for patients post liver transplant. *Curr Opin Organ Transplant*. 2015;20:251–258.

85. Coilly A et al. Optimal therapy in hepatitis C virus liver transplant patients with direct acting antivirals. *Liver Int*. 2015;35(suppl 1):44–50.

86. Griffiths P et al. The pathogenesis of human cytomegalovirus. *J Pathol*. 2015;235:288–297.

87. Einsele H et al. Diagnosis and treatment of cytomegalovirus 2013. *Curr Opin Hematol*. 2014;21:470–475.

88. Hodson EM et al. Antiviral medications for preventing cytomegalovirus disease in solid organ transplant recipients. *Cochrane Database Syst Rev*. 2013;(2):CD003774.

89. Biron KK. Antiviral drugs for cytomegalovirus diseases. *Antiviral Res*. 2006;71:154.

90. Asberg A et al. Oral valganciclovir is noninferior to intravenous ganciclovir for the treatment of cytomegalovirus in solid organ transplant recipients: the victor trial. *Am J Transplant*. 2007;7:2106.

91. Brown F et al. Pharmacokinetics of valganciclovir and ganciclovir following multiple oral dosages of valganciclovir in HIV- and CMV-seropositive volunteers. *Clin Pharmacokinet*. 1999;37:167.

92. Gabardi S et al. Evaluation of low versus high-dose valganciclovir for prevention of cytomegalovirus disease in high-risk renal transplant recipients. *Transplantation*. 2015;99:1499-1505.

93. Fiddian P et al. Valacyclovir provides optimum acyclovir exposure for prevention of cytomegalovirus and related outcomes after organ transplantation. *J Infect Dis*. 2002; 186(Suppl 1):S110.

94. Maldonado AQ et al. Efficacy of valganciclovir plus cytomegalovirus immune globulin for prevention of cytomegalovirus disease in high-risk renal transplant recipients. *Ann Pharmacol*. 2014;48:548–549.

95. Chou S. Approach to drug-resistant cytomegalovirus in transplant recipients. *Curr Opin Infect Dis*. 2015;28:293–299.

96. Jagadeesh D et al. Posttransplant lymphoproliferative disorders: risk, classification, and therapeutic recommendations. *Curr Treat Options Oncol*. 2012;13:122–136.

97. Nourse JP et al. Epstein-Barr virus-related post-transplant lymphoproliferative disorders: pathogenetic insights for targeted therapy. *Am J Transplant*. 2011;11:888–895.

98. Gutierrez-Dalmau A et al. Immunosuppressive therapy and malignancy in organ transplant recipients: a systematic review. *Drugs*. 2007;67:1167.

99. Parker A et al. Management of post-transplant lymphoproliferative disorder in adult solid organ transplant recipients—BCSH and BTS Guidelines. *Br J Haematol*. 2010;149:693.

药物索引